"科学和艺术属于全世界，国籍的障碍在他们面前消失。"

——歌德

上消化道内镜初学者手册

Invitation for Digestive Endoscopy

人民卫生出版社

图书在版编目（CIP）数据

上消化道内镜初学者手册 /（日）藤城光弘原著；
施宏主译. —北京：人民卫生出版社，2019
ISBN 978-7-117-29243-6

Ⅰ．①上… Ⅱ．①藤… ②施… Ⅲ．①消化系统疾病
—内窥镜检—手册 Ⅳ．①R570.4-62

中国版本图书馆 CIP 数据核字（2019）第 255985 号

| 人卫智网 | www.ipmph.com | 医学教育、学术、考试、健康、购书智慧智能综合服务平台 |
| 人卫官网 | www.pmph.com | 人卫官方资讯发布平台 |

上消化道内镜初学者手册

主　　译：施　宏
出版发行：人民卫生出版社（中继线 010-59780011）
地　　址：北京市朝阳区潘家园南里 19 号
邮　　编：100021
E - mail：pmph @ pmph.com
购书热线：010-59787592　010-59787584　010-65264830
印　　刷：北京顶佳世纪印刷有限公司
经　　销：新华书店
开　　本：889×1194　1/64　印张：3.25
字　　数：135 千字
版　　次：2019 年 12 月第 1 版　2024 年 5 月第 1 版第 3 次印刷
标准书号：ISBN 978-7-117-29243-6
定　　价：50.00 元
打击盗版举报电话：010-59787491　E-mail：WQ @ pmph.com
质量问题联系电话：010-59787234　E-mail：zhiliang @ pmph.com

上消化道内镜初学者手册

Invitation for Digestive Endoscopy

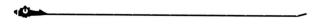

原　著　藤城光弘
　　　　道田知树
　　　　山本赖正
　　　　小田一郎
　　　　今川　敦

主　译　施　宏

主　审　李兆申

人民卫生出版社

This is a translation of Japanese book titled
"Hajimete no Jyoubu Shoukakan Naishikyou Poketto Manyuaru"
(Invitation for Digestive Endoscopy)
by Fujishiro Mitsuhiro, Michida Tomoki, Yamamoto Yorimasa,
Oda Ichirou and Imagawa Atsushi
ISBN 978-4-524-26756-9
©Nankodo Co.Ltd., 2014
Originally Published by Nankodo Co.Ltd., Tokyo, 2014
Simplified Chinese translation rights arranged with Nankodo
Co.Ltd.,

译 者

施 宏　福建省肿瘤医院
林贤滨　日本星药局
钱冬梅　北京同仁医院
董芳芬　福建医科大学

原　著

藤城光弘　日本东京大学医学部附属医院光学医疗诊疗科
道田知树　日本帝京大学千叶综合医疗中心第三内科
山本赖正　日本癌研有明医院消化内科
小田一郎　日本国立癌研究中心中央医院内镜科
今川　敦　日本三丰综合医院消化内科

译者前言

　　作为消化道肿瘤高发国家，中国胃癌每年发病率和死亡率均居恶性肿瘤前列，而延长胃癌生存的关键在于早诊早治。日本早期胃癌发现率高达 70%，但中国仅有 10%。目前胃镜是诊断早期胃癌的最佳手段，而提高受检者依从性，降低漏诊率、误诊率的前提是内镜医生的规范化操作。

　　本书的翻译源于 2015 年我在日本癌研有明医院内镜科学习时山本赖正教授的提议。山本赖正教授曾经多次来中国指导消化道肿瘤内镜规范化早诊早治，记得当时向山本赖正教授请教对于我国基层内镜医生因无系统培训导致胃镜检出率低下的现状有无好的建议时，他热情地推荐了这本小册子，并鼓励我翻译成中文后向国内的内镜同道推广。这本小册子包含了内镜诊疗基本理论和操作规范，并对内镜检查中常见问题给予了详细解答，且书本袖珍，方便携带。

　　经过各位译者长达四年的不懈努力，攻克重重困难，终于完成了此书的翻译。在反复阅读校对以及多次和山本赖正教授交流中，每次我都有新的收获，这也让我对坚持本书的翻译出版更有信心。本书能够顺利出版，首先要感谢曾留学日本的林贤滨教授和钱冬梅教授的大力支持和指导，同时要感谢福建医科大学的董芳芬，多次对本书进行整理和校对，最后还要衷心感谢李兆申院士在百忙之中给予本书细心的审校。作为两种不同文化背景下的语言互译，我们在忠于原作的前提下，尽可能地基于中国国情和中国内镜医生的阅读习惯进行翻译，但难免有不足之处，也希望同行们批评指正，以利将来改进。

本书的翻译实属不易，我真诚希望本书能对基层医生和住院医生有所帮助，希望你们好好利用本书，将它放在白大褂的口袋里，遇到问题或空闲时随时翻阅，树立规范化诊疗的意识，提高相关能力，让每一个受检者不再害怕内镜检查，让每一例早期胃癌能够被发现，这也是我作为一个内镜医生所期望的。

施春

福建省肿瘤医院内镜中心　主任医师
中国抗癌协会肿瘤内镜学专业委员会　副主任委员
福建省抗癌协会肿瘤内镜学专业委员会　主任委员

前言

　　近年来,日本医疗取得了巨大的进步,其中消化系统的内镜领域被认为是世界的顶峰,这和内镜器械的发展分不开。以前根本不可想象的内镜治疗,现在已经成为可能。这样的进步与现实,是内镜团队以及相关的各个领域努力与配合的结果。但是要适应未来内镜检查和治疗的需求,还得学习更多的知识,收集更全面的资料。

　　本书作为初学者消化内镜的口袋手册,以实习医师或者是刚开始从事内镜检查和治疗的内镜医师为对象,可放在白大褂的口袋里随身携带,遇到问题随时阅读,关于普通常识或者是最基本的注意事项,不用大声地向上级医生询问,就可以从本书寻得答案,得到提升。有了这本小册子,就可以自在积极地开展临床工作。

　　现在团队合作的理念逐渐流行,实习医师和专科医师都作为内镜团队重要的一员参与内镜的检查与治疗。希望本书的出版能为内镜诊疗领域带来更辉煌的未来,谨以此作为笔者的寄望。

道田知树

活用本书

我们刚成为实习医师时，决定要从事消化科工作，通常也就决定要立刻涉足内镜世界。由于内镜的深奥与复杂的操作，我们受到了极其严格的教育与训练，尽管很艰苦，但无法逃避。艰辛之余，我们也渐渐地喜欢上了内镜，而内镜也被定为临床学习的必修课，我们更不能逃避。尽管一开始对内镜的用途和使用一无所知，但还是积极投身于临床。那时在临床工作的老师都非常忙，没有空闲的时间教我们。离开临床后，我遇见一些实习医师，也都认为在大学附属医院工作的内镜专业人员同样都有一些类似的问题存在。在大学以外的临床教学医院，由于消化诊疗工作繁忙，老师们也根本没有空闲做内镜指导。在一次学术会议会场，南江堂的编辑们提议我们编写一本关于内镜的书籍，就这样偶然碰到一起的我们成为了朋友，共同商议编写书籍的事情。内镜专业书籍在当时并不少见，但供实习医师阅读的几乎没有，所以最后决定编写一本供实习医师使用的读本。就这样，我们几个人共同编写了本书。

编写本书时有这样的三点思考：

①适合实习医师以及医疗工作者购买的价格；

②容易阅读，具备必要的基础知识和资料；

③可以放在白大褂的小口袋里，必要时随时拿出阅读，随时参考。书本的大小与厚度受此限定。

阅读本书者，首先看开头的"内镜诊疗流程"，根据各人遇到的问题，参阅相关的章节，一目了然。"初学者问答"总结了多数实习医师经常提的问题，回答内容则可具体参阅有关章节，临床诊疗遇到困惑时可以借此得到启发。如果有时间，可以从头到尾阅读，读懂了，你就可以自由地遨游在内镜的深奥海洋里。

本书从计划编写到出版，花了两年时间，感谢另外四位朋友的一同努力，顺利出版了本书。无论如何，初学内镜的实习医师，请活用本书。另外，把本书的外封套拆开后可露出优质的封面纸[1]，好书配好纸，这是我执意推荐的。无论如何，希望内镜的初学者得以活用本书。

藤城光弘

---

[1] 此处为日文版情况，中文版没有"封套"或"腰封"

内镜诊疗流程

藤城光弘

需要内镜诊疗时

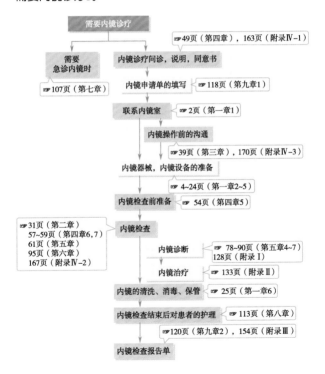

需要内镜诊疗

☞49页（第四章），163页（附录Ⅳ-1）

需要
急诊内镜时

☞107页（第七章）

内镜诊疗同问诊，说明，同意书

内镜申请单的填写　☞118页（第九章1）

联系内镜室　☞2页（第一章1）

内镜操作前的沟通

☞39页（第三章），170页（附录Ⅳ-3）

内镜器械，内镜设备的准备

☞4~24页（第一章2~5）

内镜检查前准备　☞54页（第四章5）

☞31页（第二章）
57~59页（第四章6,7）
61页（第五章）
95页（第六章）
167页（附录Ⅳ-2）

内镜检查

内镜诊断　☞78~90页（第五章4~7）
128页（附录Ⅰ）

内镜治疗　☞133页（附录Ⅱ）

内镜的清洗、消毒、保管　☞25页（第一章6）

内镜检查结束后对患者的护理　☞113页（第八章）

☞120页（第九章2），154页（附录Ⅲ）

内镜检查报告单

内镜初学者问答

藤城光弘，小田一郎，山本赖正，今川　敦，道田知树

藤城光弘，小田一郎，山本赖正，今川　敦，道田知树

提问 1：初到内镜科，与什么人进行联系？

答：首先与前台预约登记处联系，了解内镜科的人员组成（第一章，1."了解内镜科室"）。

提问 2：内镜图像的拍摄方式有几种？

答：顺次方式和同时方式两种（第一章，3."理解内镜成像原理"）。

提问 3：内镜操作按钮有何作用？

答：吸引按钮和送气、送水按钮（第一章，4."理解内镜镜身的结构"）。

提问 4：钛夹安装方法的注意事项有哪些？

答：钛夹装置的前端开始退到圆筒的底部，滑杆向前推，听到咔嚓声为止（第一章，5."理解内镜检查的器械"）。

提问 5：内镜的清洗、消毒最应该注意什么？

答：拔掉光源，必须先盖上防水帽，否则与水接触发生故障后需要高额的维修费（第一章，6."内镜使用后的清洗、消毒、灭菌和保管"）。

提问 6：EGJ 和 SCJ 有何不同？

答：EGJ 是指食管肌层和胃肌层的交界，SCJ 是指食管多层鳞状上皮和胃腺柱状上皮的交界（第二章，2."食管"）。

提问 7：**胃分为 3 个区域，其断面又是怎么区分的？**

答：《胃癌处理规范》（第 14 版）胃的分区，按长轴分为上、中、下，按横轴又分为大弯、小弯、前壁、后壁四个断面（第二章，3.“胃”）。

提问 8：**内镜操作部的左手握法是怎样？**

答：标准的握法是拇指操作旋转钮，示指按在吸引钮，中指按在送气、送水钮，无名指、小指把持着操作部，插入部在右手腕内侧（第三章，1.“理解持镜方法”）。

提问 9：**J 型反转和 U 型反转怎样操作？**

答：J 型反转是在操作部插入的正常位置向上旋转，U型反转主要在 J 型反转之后再行左右旋转（第三章，2.“理解体会内镜的操作技能”）。

提问 10：**内镜的前端部，由哪些组成的？**

答：理解内镜前端的构造，对有效地吸引和实际操作都很重要（第三章，3.“理解内镜的图像”）。

提问 11：**内镜检查时，操作者的工作服穿白大褂就可以吗？**

答：为防止感染，穿普通的白大褂进行内镜检查是不恰当的，形象也不好，应该换穿手术衣（第四章，1.“内镜操作者感染的处理”）。

提问 12：**检查前和检查当日对患者有何说明与指导？**

答：检查当日要禁食，但不禁水（见停药指导和当天是否开车等说明，第四章，3.“患者知情同意书”、4.“患者口服药情况”）。

提问 13：**术前准备、术前用药，具体有哪些内容？**

答：原则上按如下顺序准备：①检查受检者的服装；②去除黏液的处理；③局部麻醉；④解痉药；⑤使用镇静剂（第四章，5.“内镜术前准备及用药”）。

提问 14：**使用镇静剂时应注意哪些？**

答：镇静剂的种类很多，首先要知道自己科室使用的药物，理解镇静药物的适应证、并发症及其处理。手术中应时刻注意心电图的动态监测（第四章，6.“镇静”）。

提问 15：**经口内镜插入食管时为减少反射，应该注意什么？**

答：内镜通过食管入口处时，不要碰到咽后壁（第五章，1.“经口内镜的食管插入法”）。

提问 16：**观察胃时有什么技巧？**

答：胃的观察方法有好几种，因不同的设备，采用的方法也不一样。最重要的是按照固定方法有序无遗漏地观察（第五章，3.“常规白光观察法”）。

提问 17：**在观察胃和食管时使用 NBI 的观察目的有何不同？**

答：以 NBI 观察时，对食管病变观察的目的是判断病变是否存在及病变的深度，而对于胃病变则主要用于诊断病变的范围、推断病理组织类型（第五章，6.“食管图像强化观察”，7.“胃图像强化观察”）。

提问 18：**为预防上消化道内镜检查的并发症，有哪些注意事项？**

答：最应该注意的是进镜至食管入口处时发生的穿孔

（第五章，8.“内镜检查术中并发症”）。

提问 19：所谓的 GROUP 分型是怎样的一种分型方法？

答：根据《胃癌规范》第 14 版，胃癌分型按病理诊断分为 GroupX、1、2、3、4、5。Group3 为腺瘤，Group5 为胃癌（第六章，2.“胃的活检”）。

提问 20：怀疑胃内发现可疑胃癌的凹陷性病变时，活检应在哪个部位钳取组织？

答：需要同时结合色素内镜及 NBI 放大观察，确认可疑病变后瞄准黏膜内病变或浸润性病变露出表面部分取活检（第六章，2.“胃的活检”）。

提问 21：如果发现 2 处可疑胃癌的病变，应该按怎样的顺序活检？

答：活检时需要考虑血液流动的方向，需要注意不要让第一次活检的出血遮盖另一个病变，以此为原则决定活检顺序（第六章，2.“胃的活检”）。

提问 22：急诊内镜的适应证？

答：主要是消化道出血，还有误吞异物（附录Ⅱ，7.异物取出术），有时对怀疑有穿孔和胆道疾病者也行急诊内镜检查。要在考虑紧急性及安全性的基础上实施急诊内镜检查（第七章，2.“急诊内镜的适应证”）。

提问 23：急诊内镜检查时，应该做哪些准备？

答：尽可能通过问诊以及其他检查（X 线、血液检查、甚至是 CT 等），事先充分收集患者的信息做出预判，根据预判疾病准备内镜检查的必要器械。此外，为做好全身管理，需要做好输液、输血的准备。同时需要准备选择适当型号的内镜（带附送水功能的）、先端帽、水泵、高频电发生装置、止血钳子、钛夹、局部注射药物等（第 7 章，4. "急诊内镜的准备"）。

提问 24：**内镜检查结束后是否立即可以开车？**

答：根据检查时使用的药物来决定。使用镇静药物的，内镜检查结束后不能开车（第八章，1. "镇静内镜检查患者的注意事项"）。

提问 25：**内镜检查结束后，可以马上进食吗？**

答：因为有误吸的可能性，在意识完全清醒后也最好在检查结束 2 小时之内不要进食，尤其是高龄患者具有更高的风险更应注意（第八章，2. "普通检查患者的注意事项"）。

提问 26：**书写内镜检查申请单时，应该注意什么？**

答：应明确写清内镜检查以及病理检查的目的。提供对诊断可能有意义的临床信息。有些情况可能会成为检查的禁忌证。有时必须指明内镜使用的型号（经鼻内镜、超声内镜、放大内镜、小肠内镜）以及需要准备的器械（二氧化碳气泵、超声探头等），有时还需要写明需要建立血管通路、指定专门的检查医生等（第九章，1. "内镜检查申请单的书写方法"）。

提问 27：**如何书写内镜检查报告单？**

答：预先在头脑中把内镜检查中的所见梳理清楚作出诊断，如果考虑需要内镜下治疗，还要把作为治疗依据的项目无遗漏地记录下来（第九章，2. "内镜检查报告单的书写方法"）。

如何书写病理申请单？

答：病理检查的目的是确认内镜所作的诊断，因此需要向病理医生准确的传递临床诊断信息及具体的病理检查目的，如果需要与上次病理作比较，还应该附上上次的病理检查号（第九章，3.“病理申请单的书写方法”）。

目 录

第一章 上消化道内镜检查必要的基础知识   1

1. 了解内镜科室 ……………………………… 2
2. 理解内镜的功能 …………………………… 4
3. 理解内镜成像原理 ………………………… 5
4. 理解内镜镜身的结构 ……………………… 9
5. 理解内镜检查的器械 ……………………… 14
6. 内镜使用后清洗、消毒、灭菌和保管 ……… 25

第二章 上消化道内镜检查必要的局部解剖   31

1. 口腔、咽部 ………………………………… 32
2. 食管 ………………………………………… 33
3. 胃 …………………………………………… 34
4. 十二指肠 …………………………………… 36

第三章 上消化道内镜检查前自我练习法   39

1. 理解持镜方法 ……………………………… 40
2. 理解体会内镜的操作技能 ………………… 42
3. 理解内镜的图像 …………………………… 46

4. 用上消化道内镜模型培训 ···················· 48

第四章　上消化道内镜检查前、检查中的注意事项　49

1. 内镜操作者感染的处理 ···················· 50
2. 适应证与禁忌证 ·························· 50
3. 患者知情同意书 ·························· 51
4. 患者口服药情况 ·························· 51
5. 内镜术前准备及用药 ······················ 54
6. 镇静 ······························· 57
7. 检查过程中的心电监护 ···················· 58

第五章　上消化道内镜检查的基本技巧　61

1. 经口内镜的食管插入法 ···················· 62
2. 经鼻内镜的食管插入法 ···················· 66
3. 常规白光观察法 ·························· 71
4. 色素喷洒染色法 ·························· 78
5. 复方碘溶液染色法 ························ 81
6. 食管图像强化观察 ························ 84
7. 胃图像强化观察 ·························· 88
8. 内镜检查术中并发症 ······················ 91

第六章　活检的方法　95

1. 活检目的 ····························· 96

2. 胃的活检 ·········· 96
3. 食管的活检 ·········· 104
4. 十二指肠的活检 ·········· 104
5. 活检标本的处理 ·········· 104
6. 活检后的处理原则 ·········· 105

第七章　急诊内镜的原则　107

1. 急诊内镜的定义 ·········· 108
2. 急诊内镜的适应证 ·········· 108
3. 急诊内镜的流程 ·········· 108
4. 急诊内镜的准备 ·········· 109
5. 患者知情同意书 ·········· 111

第八章　上消化道内镜检查后的注意事项　113

1. 镇静内镜检查患者的注意事项 ·········· 114
2. 普通检查患者的注意事项 ·········· 114
3. 病理活检患者的注意事项 ·········· 115

第九章　上消化道内镜检查相关的医学文书书写　117

1. 内镜检查申请单的书写方法 ·········· 118
2. 内镜检查报告单的书写方法 ·········· 120
3. 病理申请单的书写方法 ·········· 123

Ⅰ. 诊断指南 ································ 128

1. 内镜下所见的鉴别诊断 ················ 128

2. 内镜形态的鉴别诊断 ················ 128

3. 主要病变的鉴别诊断 ················ 128

Ⅱ. 了解上消化道内镜治疗 ·············· 133

1. 食管静脉曲张的治疗（EVL, EIS） ······ 133

2. 胃十二指肠溃疡止血术 ················ 136

3. 内镜黏膜下切除术（EMR, ESD） ········· 138

4. 球囊扩张术、探条扩张术、支架置入术 ······ 141

5. 肠梗阻导管的置管术 ················ 144

6. 经皮内镜胃造瘘术 ················ 147

7. 异物取出术 ····················· 149

8. 氩离子束凝固术 ················· 151

Ⅲ. 了解肿瘤分型法 ···················· 154

1. 食管癌、胃癌的病理分型 ············ 154

2. 食管癌、胃癌黏膜浸润深度分型 ········· 155

3. 反流性食管炎损伤的分型 ············ 157

4. 食管胃静脉曲张的分型 ·············· 158

5. 胃炎的分型 ···················· 159

6. 胃十二指肠溃疡的分型 ·············· 161

Ⅳ. 资料 ···························· 163

1.《抗血栓药物服用者内镜诊疗指南》要点 ···· 163

2.《镇静状态下内镜诊疗指南》要点 ········· 167

3. 三丰综合医院内镜学习的介绍 ·············· 170

4. 推荐阅读的入门书籍 ·············· 172

专家心得体会

1. 内镜检查时保持画面静止, 难吗? ·············· 37

2. 平静的心 ·············· 60

3. 熟练高超的技巧 ·············· 94

4. 欲速则不达 ·············· 112

编后记   175

索引   178

第一章

上消化道内镜检查
必要的基础知识

藤城光弘

1. 了解内镜科室

- 各个医院的设备都不一样，有的涵盖所有的内镜检查领域（如消化科、呼吸科、泌尿科、妇科及头颈部领域），有的仅含消化科，甚至只有消化科里的肝（胆）胰亚专科。

- 内镜科是由前台预约登记人员、清洗消毒人员、临床技术人员、护士、专科医师以及各科的临床医师等组成的工作团队。他们的具体分工是：

- 前台预约登记人员：检查数据的管理（负责管理内镜检查患者的检查顺序和病历资料）；

- 清洗消毒人员：负责内镜设备、检查用器械的清洁、消毒、灭菌；

- 临床技术人员：负责管理内镜设备、检查用器械的维修检查；

- 护士：负责检查用内镜设备、检查用器械的准备，检查时辅助、检查之前对患者进行情况说明，以及在内镜检查后对患者的各种详细记录；

- 各科临床医师：负责内镜检查的操作以及根据检查所见书写检查报告；

※ 内镜科主任和护士长：总体管理（东京大学是这样的）。

- 内镜科由前台、候诊室、检查前准备间、诊疗室、恢复室、问诊·咨询室、清洗·消毒室、器械保管室、职员办公室等构成。要注意的是，患者与医疗员工的出入走行路线不能交叉，清洁区域与污染区域必须严格分开（图1-1）。

☞ 重要提示点

☑ 实习医师首先向前台工作人员报到，了解在内镜科参与
  检查的全体职员以及内镜科的负责人（主要的管理人员）。

☑ 负责人一定是工作年限长、具有消化内镜专科医师
  资格的专科护士或专科医师，一定要先问候他们并
  聆听他们关于内镜科的流程和规范。

☑ 出入内镜科时，必须对护士长、内镜科负责人打招呼问候。

☑ 用心记住内镜科专职人员的名字。

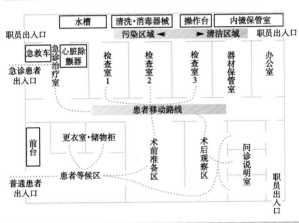

图 1-1　内镜科患者的移动路线（例）

● 内镜检查室至少要有下列设备：内镜主机、检查床或简
  易移动床、吸引装置、电子病历以及与电子内镜系统内
  信息相连接的电脑和工作台、检查器械用台车（色素内

镜、病理检查及简易处理等）、医疗用垃圾箱等。还需要备有镇静时使用的心电监护装置、供氧设备（图1-2）。

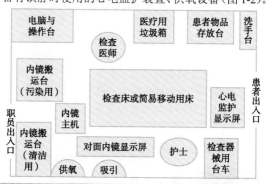

图 1-2　内镜检查室的布局（例）

2. 理解内镜的功能（图 1-3）

a. 信息处理器

● 内镜设备的中心部件是内镜前部的 CCD，把得到的电子信号转换为图像信息，继之再转换为可视的图像。同时，主机系统还有对各种功能的控制装置。最高级内镜型号，除了内部有临时存储功能外，还具有把记录到的信息，向外部的电子部门传送的功能。

● **主要由医生进行的操作：** 白平衡、清晰度调整、患者信息切换（与之前检查过的）、结构强化、色彩调整、切换测光模式（检查过程中）、调取图像（检查结束后）等。

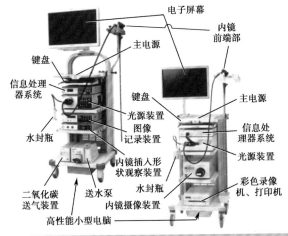

图 1-3　内镜系统的外观与名称

b. 光源装置

- 通常电源可选择白色光、窄带光、自发荧光观察，在内镜前端还有送水、送气功能的操作。
- **主要由医生进行的操作**：送气量的调整（检查前或检查过程中）、光量度的调整、照射光的切换（检查中）。

3. 理解内镜成像原理

a. 顺次式方式

- 氙气光源发出的白色光通过由 R（红）G（绿）B（蓝）组成

的过滤板时，按 BGR 的顺序被分离为单色，然后单色的 CCD 像束通过对物镜片，再按 RGB 的顺序在信息处理器中合成彩色图像最后在显示屏中反映出（图 1-4）（奥林巴斯株式会社制造）。

b. 同时方式

- 氙气光源白色光直接通过对物镜片时，被彩色的 CCD 检出后经信息处理器中自动调整，合成彩色图像在显示屏中反映出（图 1-5）（富士胶片株式会社、HOYA 株式会社）。

c. 窄带光成像（narrow band imaging，NBI）

- 利用血红蛋白吸收光的特性，应用 NBI 滤光器，只允许蓝光（415±30）nm 和绿光（540±30）nm 这两种窄带光域通过，这样就可以观察到黏膜表层的微细结构及微细血管的构造。再结合内镜与放大内镜时，就会使内镜的诊断达到高精度水平。如果通常只用白色光来观察是难以达到的。

d. 数字成像（flexible spectral imaging color enhancement，FICE，i-scan）

- 用白色光观察到的图像信息经过处理器进行分光处理，抽出任意波长的光用于内镜的观察称之为数字成像（FICE）（富士胶片株式会社制造）。处理器内 RGB 分光处理后分别变换光来观察，称之为 i-scan（HOYA 株式会社制造）。不管怎么说，目的与使用 NBI 一样，都是增强对黏膜表层的观察效果。比起窄带光应用 NBI 能取得更清晰的图像，这对发现病灶可能更有用。

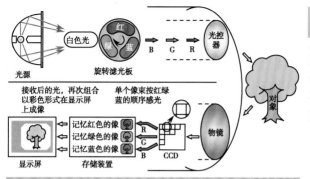

图 1-4　RGB 顺次式方式

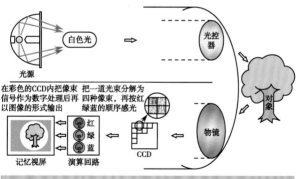

图 1-5　彩色同时方式

e. 自发荧光成像(auto fluorescence imaging，AFI)

- 用蓝色激发光（390～440nm）所致的自发荧光作为内镜

光源成像的一种方法（奥林巴斯株式会社制造）。这种光通过肿瘤时，会被肿瘤吸收，发散漫射而减弱，而正常组织则不会。此外，血液中的血红蛋白也会吸收这种光，使自发荧光减弱。再结合血红蛋白更容易吸收的绿色光（波长 540～560nm）的特性作为光源，就能够更好的识别正常组织、炎症、肿瘤。

f. 蓝色半导体激光成像（blue laser imaging，BLI）

● 用波长 450±10nm 的激光能够得到让荧光体发光的白色光，以此替代从前的氙气光源，也可以与 NBI 一样，再结合易于表层血管观察的激光（410±10nm）同时或单独照射，进行窄带域光观察的一种方法（富士胶片株式会社制造）。

g. 区域控制光成像（band limited light imaging）

● 用光学过滤器把氙气光源发出的白色光进行部分选能够得到更高清图像的内镜观察法。Optical Enhancement（OE）模式 1 和模式 2（HOYA 株式会社制造）。

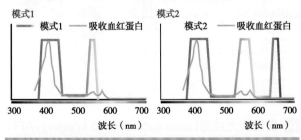

图 1-6　OE 的光学特性

4. 理解内镜镜身的结构（图 1-7 ~ 图 1-11）

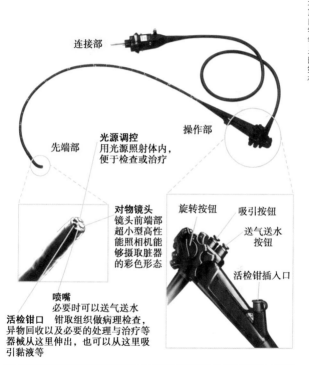

连接部

光源调控
用光源照射体内，
便于检查或治疗

先端部　　　操作部

对物镜头
镜头前端部
超小型高性
能照相机能
够摄取脏器
的彩色形态

旋转按钮　　吸引按钮

送气送水
按钮

活检钳插入口

喷嘴
必要时可以送气送水

活检钳口　钳取组织做病理检查，
异物回收以及必要的处理与治疗等
器械从这里伸出，也可以从这里吸
引黏液等

图 1-7　电子内镜镜身各部的名称和功能

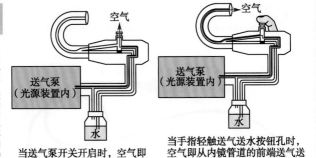

当送气泵开关开启时,空气即通过管道由送水孔流出

当手指轻触送气送水按钮孔时,空气即从内镜管道的前端送气送水喷嘴进入消化道内

图 1-8　送气原理

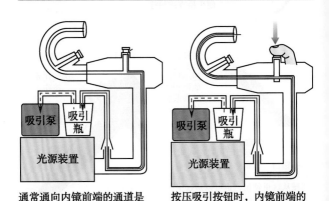

通常通向内镜前端的通道是封闭的,空气由吸引泵的间隙进入管道

按压吸引按钮时,内镜前端的通道即开通,消化道内容物即可被吸引入管道

图 1-9　吸引原理

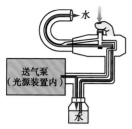

用力按压送气送水按钮时空气进入储水罐,水流通过其形成的压力从送气送水喷嘴流出

图 1-10　送水的原理

处理器械能够通过活检钳口到达内镜前端。这个通道与吸引管道共享,活检钳口必须使用活检帽保持管道密闭

活检帽是橡胶制的,栓盖的中心有切痕,处理器械可以通过栓盖直接插入

图 1-11　活检钳口的功能

- 内镜检查开始前,检查医生必须亲自检查的事项(建议):
检查弯曲角度,内镜图像,遥控开关,送气、送水功能,吸引功能等,有可能的话最好也检查一下活检钳通道(表1-1)。

记录页

第一章 上消化道内镜检查必要的基础知识

表 1-1　内镜检查开始之前需确认的项目

检查操作是否顺畅	☐	锁定上下及左右固定钮、将上下左右旋钮分别转动到最大角度再解锁，感觉各方向旋转的手感
	☐	将上下左右旋钮慢慢旋转到不能再旋的位置后再返回原位依据手中的感觉确认是否有停滞、不稳定或被卡的情况。目测弯曲部是否能弯曲到既定的角度及其顺畅度
	☐	将上下左右旋钮放在自然位置时目测，目测弯曲部是否呈直线状态
检查上下旋钮性能	☐	将上下旋钮的固定钮推向 F 反方向旋转至 U 或 D 的最大限度
	☐	将手离开上下旋钮时，目测弯曲部的形状是否大致固定
	☐	将上下旋钮的固定钮向着 F 方向旋转到最大限度时，解除锁定，目测确认弯曲部是否自然回到直线状态
检查左右旋钮性能	☐	固定钮推向 F 的反方向，旋转 R 或 L 到最大限度
	☐	当手离开左右旋钮时，目测弯曲部的弯曲角度是否几乎固定不动，形状是否大致固定
	☐	将左右固定钮推向 F 方向到最大限度，解除锁定，目测确认弯曲部是否自然回到直线状态
检查内镜图像的清晰度	☐	打开主机、光源、显示屏等的电源即可检查图像，可利用自己的掌心观察照射光的明亮度、画面的噪点及清晰度
检查遥控器按钮	☐	按下各个按钮，确认各种预设功能均可正常工作

UD：上下（up-down）；RL：右左（right-left）；F：任意（free）

检查送气功能	☐	按照光源使用说明书,把光源装置的送气压设定在"强"的位置
	☐	把内镜先端部浸入深度约 10cm 的水中,确认送气、送水的喷嘴没有气泡喷出
	☐	当手指封闭喷雾钮或送气、送水钮的孔穴时,确认送气、送水喷嘴能持续喷出气泡
	☐	当手指松开喷雾钮或送气、送水钮的孔穴时,确认喷嘴不再喷出气泡
检查送气送水按钮	☐	当送气、送水按钮的孔穴用手指封闭后继续用力按下按钮时,能够从内镜图像上确认水的流动
	☐	当手指松开送气、送水按钮的孔穴时,能从内镜图像上确认水流停止,同时目测确认按钮能顺滑的弹回到原位
	☐	当送气、送水按钮的孔穴用手指封闭时,送气嘴有气体吹出,且此气体能将镜面留下的水滴基本吹干,确认内镜的画像清晰可见
检查吸引功能	☐	已经装入水的容器与内镜放置在同一个台子上,调整吸引器检查时的负压
	☐	装水容器的高度和内镜钳子口的高度保持一致,将内镜的先端部插入水中,按下吸引按钮,目测确认水能被吸引到吸引瓶内
	☐	松开吸引按钮时即停止吸引,并且目测确认按钮弹回到原来的位置
	☐	把内镜先端部从水中拿出,按压吸引按钮数秒,利用吸进的空气,将活检钳道及吸引管内的水分清除
检查活检钳道	☐	将处理器械从活检钳口插入,目测确认其从内镜前端的钳道出口处能够伸出,且没有其他异物排出,同时用手感觉其顺滑度
	☐	确认从活检钳盖处能够顺滑顺畅地拔出处理器械

[高橋陽一:安全管理.感染管理.消化器内視鏡技師・ナースのバイブル,田村君英ほか(編),南江堂,東京,pp64-65,2008 より]

5. 理解内镜检查的器械

- 处理器械有一次性使用及重复性使用两种。一次性使用者，使用后以医疗垃圾的形式废弃处理，重复使用者，使用后经清洗、消毒、灭菌后可反复使用。

- 处理器械的外径不同，各有其相适应的活检钳管道内径。活检钳的内径有 2mm 和 2.8mm 两种。适用于 2.8mm 活检钳的处理器械不能用于 2mm 活检钳的内镜（奥林巴斯株式会社制造，黄色标记）。而适合于 2mm 活检钳的处理器械，同时可用于 2.8mm 活检钳的内镜（奥林巴斯株式社制造，蓝色标记）。

- 同时应关注内镜管道的有效长度。用于上消化道的内镜器械如果用于大肠或小肠的检查，就显得长度不够。而用于大肠和小肠内镜检查的器械，用于上消化道检查时因留在管道外的长度过长，助手操作时还要多加一些功夫与技巧。

a. 牙垫（咬口圈）

- 牙垫是胃镜检查时为避免患者咬损内镜导致故障而特制的口垫。最近为了减轻患者的痛苦，有一种指示内镜前进方向的圆筒状的牙垫（市场有售）（图 1-12）。

b. 前端帽

- 有助于将内镜前端固定于消化道管壁便于进行放大观察。同时也为了确保良好的视野，提高内镜插入的顺畅性，尤其方便内镜下治疗或做结肠镜检查（图 1-13）。

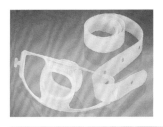

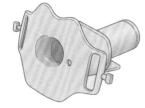

图 1-12　牙垫的外观

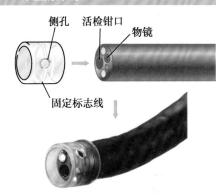

图 1-13　前端帽的外观与构造

<使用方法>

①侧孔对准物镜的侧面；②把透明帽套入内镜，使前端边缘对准固定标志线。

<排水方法>

当内镜的视野被潴留液体遮挡时，将侧孔紧贴黏膜，可改善视野。

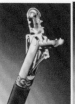 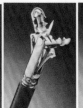 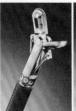 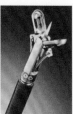

鳄口型（无针）鳄口型（带针）标准型（无针）标准型（带针）

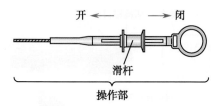

图 1-14　活检用的钳子种类与构造

c. 活检钳（图 1-14）

● 内镜检查时用于钳取病理组织作活检。鳄口型与标准型相比，鳄口型的固定较好，但切割较钝。带针构造的还有防止偏离等优点。

d. 喷洒管（图 1-15）

● 按药液的种类可以有以下不同类型。标准型（滴入药液冲洗内腔），喷洒型（从内镜前端部圆形状喷洒药液）两种。用结晶紫等染色法时，最好使用标准型，用靛胭脂对比法及用碘染色法则提倡使用喷洒型。

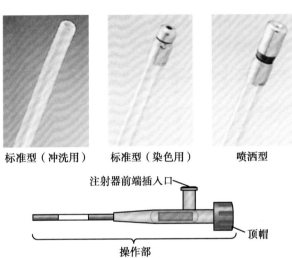

标准型（冲洗用）　　标准型（染色用）　　喷洒型

注射器前端插入口

顶帽

操作部

图 1-15　喷洒管的种类与构造

e. 注射针（图 1-16）

- 用于外科手术范围的墨点标记，或者用于内镜下黏膜切除术（endoscopic mucosal resection, EMR）和止血处理。需要注意的是注射针不要在出针的状态下出入活检钳道，以免刺伤活检钳道内壁，引起故障。另外也要注意将注射针在出针的状态下拔出钳道容易发生针刺伤等医疗事故。

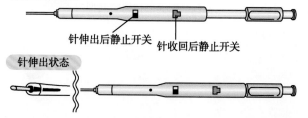

针收回状态

针伸出后静止开关

针收回后静止开关

针伸出状态

图 1-16 注射针的构造

f. 抓取钳

- 用于内镜检查中的异物去除，黏膜切除（EMR）后标本的回收。有利于抓取组织的 V 字鳄口型以及对组织损伤较小的 V 字型，可根据情况分别选用不同大小及型号的抓取钳。还有一些特殊形状的如三爪型、五爪型可供选用（图 1-17）。

g. 旋转夹子装置（图 1-18）

- 夹子的装入方法和使用方法如图 1-19 所示。
- 用于标记外科切除的范围，也用于止血处理以及穿孔等并发症的处理。紧急处理时常用钛夹，可按照检查时的用途分别选用（图 1-20），因此事先必须充分了解各种钛夹的使用方法。

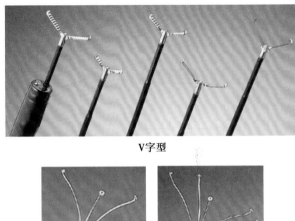

V字型

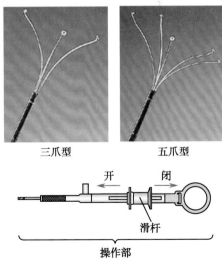

三爪型　　　　　　　五爪型

图 1-17　抓取钳的种类和构造

收入 →

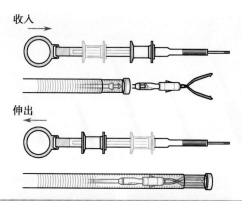

伸出 ←

图 1-18　旋转夹子的外观和构造

前后拉动滑杆,把钛夹装入外鞘管内

钛夹的安装方法

钛夹

1 打开包装袋,取出肽夹

旋转夹子

2 把旋转夹子滑杆朝向自己拉到最大位置

3 钛夹竖直朝上,让推送器先端套入钛夹的外套内

连接棒

*第二次以后装入钛夹时要先确认把连接棒移除

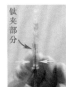

钛夹部分

4 用手指捏着外套的钛夹部分，保持外套的垂直状态，这时钛夹就自然下滑

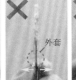

外套

【注意】在完成步骤6之前必须持续捏住外套，否则旋转式夹子与外套偏位，钛夹不能顺滑地装入

外套

咔嚓

5 下滑到外套内的钛夹发出咔嚓声时把滑杆向前推出

6 接着，把滑杆拉回到最大位置

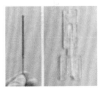

这样钛夹就被装入旋转式夹子装置内
钳夹完成

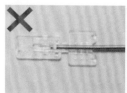

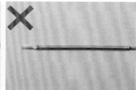

【确认】外套内没有钛夹遗留

【确认】钛夹没有从旋转式夹子装置内掉出来

钛夹使用方法

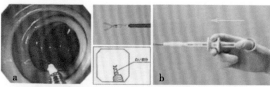

a b

1 插入内镜后缓慢推进滑杆在出口处可见到钛夹的白色部分从旋转式夹子装置露出；上图（b）时在内镜图像可见到钛夹如上图（a）的状态

*这时要注意钛夹不要碰到脏器的内壁

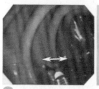

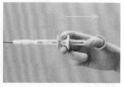

2 滑杆慢慢的回拉，使钛夹张开到最大角度

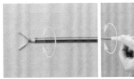 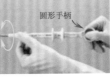

圆形手柄

3 抓住黄色的圆形手柄，另一手旋转圆筒，让钛夹旋转

【参考】旋转夹子时左手手指放开滑杆，夹子连同滑杆一起旋转

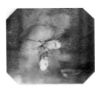 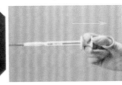

4 对准目标部位压紧钛夹，最大程度拉回滑杆

钳夹完成

 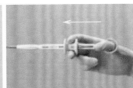

5 从内镜取出旋转式夹子装置，推进滑杆让小勾从内管内释放

将连接棒横折取出

图 1-19　钛夹的装入方法和使用方法

钛夹的形状，角度	HX-610-090SC 90°	HX-610-090S 90°	HX-610-090 90°	HX-610-090L 90°
钛夹臂的长度	稍短	稍短	适中	长
包装颜色	红白黄	白	黄	蓝
一盒中的数量	24	40	40	40

钛夹的形状，角度	HX-610-135XS 135°	HX-610-135S 135°	HX-610-135 135°	HX-610-135L 135°
钛夹臂的长度	超短	稍短	适中	长
包装颜色	灰	绿	粉	紫
一盒中的数量	24	40	40	40

图 1-20　钛夹的样式

6. 内镜使用后清洗、消毒、灭菌和保管

a. 配件

- 器械使用后的所有配件再使用时，必须经过（多酶）洗洁剂浸泡，超声波洗涤，水冲洗，涂抹润滑剂，高温高压蒸汽灭菌（加热100℃以上饱和水蒸气，可使微生物蛋白质变性达到杀菌效果）等程序处理（图1-21）。

b. 内镜镜身

■ 检查床边的清洗（从患者体内拔出后立即清洗）

- 用纱布拭去黏附在内镜外侧的黏液、血液、污物。
- 清洗吸引管道内部，用酶类洗洁剂200ml吸入管内清洗，用水清洗的效果远不如酶洗。

> **特别注意!**
> ▶ 如果不用洗洁剂而用消毒剂（酒精或含氯消毒剂）会使有机物凝固在内镜管腔内，故不能用消毒剂清洗

- 连接水封瓶的水管以及附属于光源的内镜连线等的消毒可以用酒精纱布或低水平的消毒剂进行擦拭消毒。还有内镜吸引口的金属部分也可能被污物附着，也应该用纱布包盖消毒（防止向周围喷溅）。

■ 内镜外侧（外表面）的洗涤

- 拔掉光源，装上防水帽。
- 在清洗台上用温流动水边洗边用浸有洗洁剂（中性洗剂或者酶洗剂）海绵或者纱布拭去镜身外表面的污渍。

浸泡

☐ 预先在专用洗涤盆中放好洗洁剂
☐ 把临床使用后的钳子立即整体浸泡在洗洁剂中
☐ 送液管道口的金属部分用注射器往金属口内注入洗洁剂10ml
☐ 浸泡至开始使用超声波清洗为止

超声波清洗

☐ 把预先准备好的洗洁剂倒入超声波洗净槽内
☐ 送液管道口的金属部分用注射器往金属口内注入洗洁剂10ml
☐ 将钳子整体浸泡在超声波洗净槽内30分钟

水冲洗

☐ 用流动的自来水冲洗掉洗洁剂
☐ 送液管道口的金属部分用注射器往金属口内用自来水10ml向内注入，共两次。

涂抹润滑剂

☐ 将预先准备好的润滑剂倒入专用容器
☐ 将钳子整体浸泡到润滑剂中
☐ 送液管道口的金属部分用注射器往金属口内注入润滑剂10ml
☐ 送液管道口的金属部分再次用注射器往金属口内注入空气10ml
☐ 确认状态运行正常

自动灭菌

☐ 把钳子装入灭菌包内，密封
☐ 强制排气方式：132~134℃实施5分钟

图 1-21　辅助器械的洗涤与灭菌方法

☞ **重要提示点**

☑ 特别注意内镜的操作部,插入部的清洗。先端部的
   镜面要用柔软的刷子洗净。

特别注意!

▶ 浸泡时如果不盖上防水帽,就会导致电路系统发生故
  障,从而产生高额的修理费用(甚至比大家的工资还
  要高)。因此要养成习惯,清洗时必须先盖上防水帽。

■ **附属部件的洗涤**

● 送气·送水钮、吸引按钮以及活检帽,需要分别清洗干
  净。尤其是活检帽,污物不容易洗掉,因此必须把帽子
  打开用刷子洗净后,反复揉搓清洗。

■ **吸引管道,活检钳道内的刷洗**

● 活检钳道内用专用刷子在流动水下或在多酶洗洁剂中
  刷洗,从入口到出口可见到刷子为止重复多次刷洗。充
  分的刷洗是预防感染的关键。

● 三个方向:①从吸引按钮接口到钳子出口处;②从吸引
  按钮接口到吸引口的金属部分;③从活检钳插入口到活
  检钳道的分叉处)全面洗刷;④吸引按钮的一部分用刷
  子洗刷干净(图1-22)。

☞ **重要提示点**

☑ 至于洗刷次数,因操作不同而不同。单纯的检查与活检
  或治疗是大不相同的。刷洗到没有肉眼可见的污渍为
  止。要选择适合于钳子的清洗刷,不要用劣质的刷子。

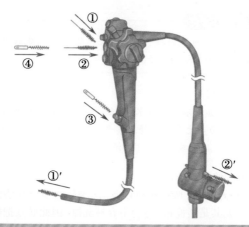

图 1-22　吸引管道和钳子管道内的刷洗

■ 多酶洗洁剂浸泡

- 内镜系统配置有管道内洗净装置(全管道洗净器械),这些器械浸泡于多酶洗洁剂中时需把管道内的气泡驱除出,使管道内部充分浸泡在洗洁剂中。
- 按规定,按时间(2~5分钟)浸泡,或者加温到35~40℃左右也可以。

■ 冲洗

- 内镜外侧可用自来水冲洗、吸引管、活检钳的管道需要专用洗净装置进行充分的水冲洗。

■ 消毒

- 用日本厚生劳动省承认许可的高水准的内镜消毒剂,有戊二醛(glutaraldehyde)、酞醛(phthalaldehyde)和过氧乙酸（peroxyacetic acid）。

- 以戊二醛为例，洗洁剂被充分冲洗掉后，浸泡槽内注入 2% 的戊二醛溶液，把内镜外表面和所有内镜内管道浸泡其中 10 分钟。

■ 消毒剂的冲洗

- 内镜外表面用自来水冲洗，吸引管道、病理检查用钳子管道，用配套的管道洗净装置装好后用 200ml 以上的水反复冲洗。

■ 干燥

- 用 70% 的磷苯二甲醛或用 70% 的酒精 10ml 以上注入各内管道，而后用送气或者吸引的方法，使管道内充分干燥。
- 如果增加酒精干燥，还有助于一些抗酸性菌及结核菌等的抗菌效果。

■ 储存

- 内镜管道内如有水分残留，在储存期间有增加细菌繁殖风险的可能，因此必须充分干燥。送气送水按钮、吸引按钮、活检钳盖在未安装时，可以挂在架子上保管。

> **特别注意！**
>
> ▶ 消毒后的内镜，绝不能用手触摸。在内镜进入和取出储镜库时要特别注意。

■ 自动清洗机清洗（图 1-23）

- 用自动清洗机清洗时要注意必须先将内镜的吸引管道洗净，在完成内镜外表面的清洗及活检钳道的刷洗之后再进行自动清洗机的清洗。
- 必须注意如果省略手工清洗步骤全自动清洗机无法完

全清洗干净。

● 洗净水管必须在测漏结束后连接。

《操作程序》

操作部 （图中 1）	→	插入部	→	内镜管道	→	插管接续部 （图中 2）
必须置于固 定网架上		在固定网架 的外围， 顺时针转		放置固定网内侧， 逆时针转		

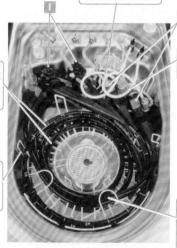

各种管道必须无
弯折扭曲的放置

确认各管
道无裂缝

插入部管道
和通用软管
尽可能少的
叠放

确认洗消
机内各种
管道没有
交叉放置

软管道不能
浮在上面，
必须在钩架
以下

图 1-23　全自动洗消机的安装方法

第二章

上消化道内镜检查
必要的局部解剖

小田一郎

1. 口腔、咽部（图 2-1）

- 口腔是消化道的入口，前面为口唇，侧面为颊，上为上颚，下为舌与口底，后面连着咽喉。

- 咽喉部可分为上咽、中咽、下咽，下咽连着食管。上咽经过后鼻孔到鼻腔，中咽经过悬雍垂到口腔，下咽与喉相通。

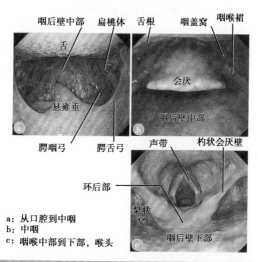

a：从口腔到中咽
b：中咽
c：咽喉中部到下部，喉头

图 2-1　口腔到咽喉部的内镜图像

2. 食管（图2-2）

- 食管从咽部下行与胃相连，全长 25cm，环形周长 5~6cm，是一管状脏器，可分为颈段、胸段和腹段。
- 颈段食管上与咽喉相连，从甲状软骨下缘到胸骨上缘。胸段食管继颈段食管继续下行到纵隔。纵隔继续下行通过膈肌的食管裂孔进入腹腔的部分，即为腹段食管。

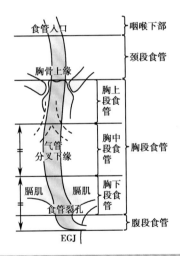

图2-2　食管的区分

［日本食道学会（編）：臨床・病理食道癌取扱い規約，第10版補訂版，金原出版，東京，2008 より一部改変して転載］

- 胸段食管又分为胸上段食管，胸骨上缘到气管分叉下缘。气管分叉下缘到食管-胃结合部（esophagogastric junction, EGJ）分为二等分，上部为食管胸中段，下部为食管胸下段。

☞ 重要提示点

☑ EGJ 是食管肌层与胃肌层的交界，但是在内镜下，是以食管下部栅状血管的下端与胃皱襞的口侧终点为界来判断的。

☑ 另外鳞柱上皮交界（squamocolumnar junction, SCJ）是以复层鳞状上皮与腺上皮为界，Barrett 食管指 SCJ 和 EGJ 的界限不一致，位于口侧缘。

3. 胃（图 2-3a, b）

- 胃贲门与食管连接，幽门与十二指肠相连，长轴的长度，小弯约 15cm，大弯约 30～40cm。
- 胃的分区名称有多种，在《消化内镜术语集》（第 3 版）这一书中，按长轴分区可分为贲门部、胃底部、胃体部、胃角部、胃窦部、幽门部、幽门前区和幽门管。另外，胃体部还细分为胃体上部、中部和下部。沿横轴分区可分为前壁（Ant）、小弯（Less）、后壁（Post）和大弯（Gre）。另外在《胃癌处理规范》（第 14 版）一书中把胃小弯和胃大弯分别三等分，连接对应点分区为胃上部（U）、中部（M）和下部（L）。

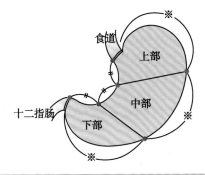

图 2-3a　胃的三部分分区

［日本胃癌学会(编)：胃癌取扱い規約，第 14 版，金原出版，東京，2010 より転載］

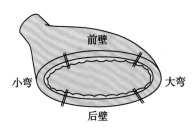

图 2-3b　胃的横断面分区

［日本胃癌学会(编)：胃癌取扱い規約，第 14 版，金原出版，東京，2010 より転載］

4. 十二指肠（图2-4）

● 十二指肠是小肠的起始部，越过幽门部开始至屈氏韧带附着点附近的十二指肠空肠曲这一段区间。

● 分为球部（第1部）、降部（第2部）、水平部（第3部）和升部（第4部）。球部的前后被腹膜覆盖，十二指肠其他部分前面被腹膜覆盖，背侧被后腹膜固定，降部有大乳头和小（副）乳头。

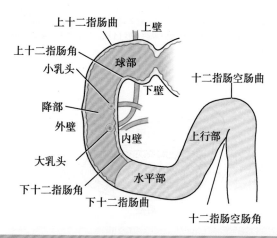

图 2-4　十二指肠的解剖

［日本消化器内視鏡学会用語委員会（編）：消化器内視鏡用語集，第3版，日本消化器内視鏡学会，東京，2011 より］

专家心得体会

山本赖正

内镜检查时保持画面静止，难吗?

最初内镜检查培训时，如何让内镜自由地运动是最大的目标，慢慢地习惯后，下一步则是要研究如何**让内镜不要有任何摆动**。上消化道内镜检查的目的，就是发现病灶、拍摄清晰的照片，有时还必须钳取组织做活检。但这一连串的操作，都难免受到自身心跳、呼吸及体位变化的影响，这种状态下检查时要想办法**使内镜在不断变化的周围环境中保持在合适的位置，让画面静止**。

熟练的内镜检查者无论任何部位都可以让镜头接近病变，拍摄出清晰的图像，有时还可以做放大观察及超声波扫描，即使做数毫米大小的活检也看似非常简单，这些都必须将内镜保持**在适当的区域内不受周围运动的影响才能保持画面静止**。

举一个例子来说明，天鹅在水面优雅地滑行时，它的蹼必然在水面下划水。高级熟练的内镜医生也像天鹅一样，不只操控内镜角度钮和移动内镜的位置，还**同时对吸引、送气、送水进行微调整，感知内镜传递来的信息同时在不知不觉之中进行了微妙的操作**，达到内镜画面的静止状态。内镜画面的静止状态，对于治疗也是非常重要的。而这些技巧是难以用语言表达的，初学者只能靠认真观察熟练者的操作以及自己的练习才能有所体会。

记录页

第三章

上消化道内镜检查前
自我练习法

山本赖正

● 在实际进行上消化道内镜检查前，需充分了解持镜方法、操作方法、内镜图像等内容，事先进行这些内容的培训很重要。

1. 理解持镜方法

a. 持镜方法

● **右手：**右手臂紧靠肋部，使肘臂自然成钝角位置，以握手法轻轻握住插入部，位置为距口垫边缘约15～20cm（图3-1）。

> ☞ **重要提示点**
>
> ☑ 除了要旋转插入部以外，轻握是关键，只有这样，才能让右手感知插入部的阻力，就像平常的握手一样，这样才能完成安全的检查。

● **左手：**操作部的标准拿法是第一指（拇指）握住旋转钮的把手，第二指（示指）操作吸引按钮，第三指（中指）操作送水送气按钮，第四、五指（无名指和小指）轻握操作部，使之稳定。内镜镜身自然垂在前腕的内侧（图3-2）。

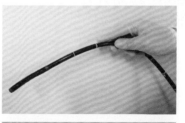

图 3-1　插入部的持法（右手）

b. 吸引、送气送水按钮（图 3-2）

- 示指按压下吸引按钮时，可通过活检钳通道吸引，第三指轻碰送气、送水按钮时可通过喷嘴送气，继续用力按压此按钮时，可从喷嘴送水清洗镜面。

c. 方向钮的操作（图 3-2）

- 操作手柄的方向旋钮部分，内侧是上下（up-down）方向钮，外侧是右左方向钮（right-left）。上下方向钮可以通过上下固定钮固定，右左方向钮可以通过右左固定钮固定。

☞ 重要提示点

☑ 在做大肠镜检查，以及上消化道、下消化道内镜下治疗操作时，训练只用左手操作按钮是很重要的。

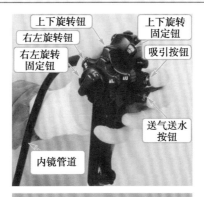

上下旋转钮　右左旋转钮　右左旋转固定钮　内镜管道　上下旋转固定钮　吸引按钮　送气送水按钮

图 3-2　操作部的标准握法（左手）和各部位的名称

1. 理解持镜方法

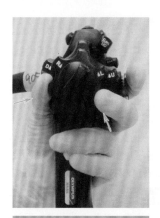

图 3-3　操作部的深握法

用拇指和中指操作左右旋
钮的持镜法（→）

● 如果采用标准握镜法手指控制不到左右方向钮时可以
用如图 3-3 所示的尽量用中指够到左右钮的深握镜法。
这种以拇指和中指夹持左右旋转钮深握镜法有利于更
细微地调节左右钮，平常做普通检查时训练用这种握法
进行检查对今后进入大肠镜检查和内镜下治疗的操作
是非常有帮助的。

2. 理解体会内镜的操作技能

● 内镜的操作是由转动操作部，推进旋转插入部以及调整
旋转按钮角度等组合动作来完成的。

a. 操作部和插入部的转动及推进

- 在检查床边练习，观察操作部或插入部转动及移动时内镜前端发生了哪些变化。
- 在轻推向上（up）钮状态下以左手左右移动操作部，镜前端部同向转动（图 3-4）。
- 同样用右手转动插入部，前端部也同向转动。
- 推压内镜的上下钮结合左手握持操作部的摆动以及右手对插入部的转动可以完成大部分的内镜检查。

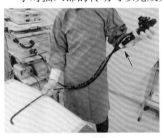
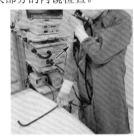
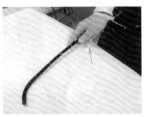
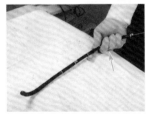

图 3-4 操作部、插入部和前端部的动作

左右摆动操作部（上）时，前端部也向着同一方向转动（→）；旋转插入部时，前端部也同样向着同一方向旋转（→）

☞ **重要提示点**

☑ 如前所述，摆动内镜操作部和转动插入部时左右手
都应该紧靠肋部，只让肘部及腕关节转动，这样的操
作更稳定。

b. 转动按钮时的动作

- UD（上、下）按钮：旋钮向前转时内镜前端部向上（最大
210°），旋钮向后转时，内镜前端部向下（最大 90°）。RL
（右、左）按钮：旋钮向前转时，内镜前端部向左（最大
100°），旋钮向后转时，内镜前端部向右（最大 100°）。
- 同时使用 UD 按钮和 RL 按钮时，内镜前端部能够得到最大
的弯曲度。另外，RL 按钮可以改变镜前端的朝向（图 3-5）。

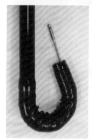 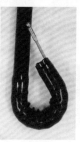 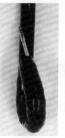 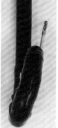

U按钮　　　　　U＋R按钮　　　　　U＋R按钮　　　　　U＋L按钮

图 3-5　转动方向钮改变前端的弯曲度及方向

插入钳子是为了更容易理解内镜前端的朝向改变。U+R 按
钮，前端部最接近插入部，当 U+L 按钮时，前端部就最远离
插入部（奥林巴斯社 GIF-H260）

c. J型反转与U型反转

- 上消化道内镜检查时需要进行 J 型反转及 U 型反转操作，反转时镜前端的形态类似英文字母的 J 和 U，故称为 J 型反转和 U 型反转。

- J 型反转，主要用于观察胃小弯。操作时操作部、插入部位于正常位置，使用 up 按钮。

- U 型反转，主要用于观察胃底部以及胃体部前后壁。操作时在 up 按钮状态下左右转动操作部即可。

- 用空盒子（如装内镜手套的空盒子）演示 J 反转及 U 反转的区别（图 3-6）。俯视时即使进行 J 型反转盒子开孔的位置在左边是没有改变的，而做 U 型反转时，观察到的盒子开孔位置发生了改变，改变到右边。

2. 理解体会内镜的操作技能

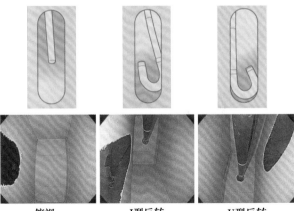

俯视　　　　　J型反转　　　　　U型反转

图 3-6　J 型反转与 U 型反转的区别

☞ 重要提示点

☑ J 型反转观察到的前后壁的位置关系与俯视观察是相同的,而 U 型反转所观察到位置关系与 J 型反转是相反的,因此必须确认与熟悉两者的位置关系。

3. 理解内镜的图像

- 内镜图像由前端 CCD 摄像的,因此必须理解内镜前端的镜头与活检钳管道,送气送水喷嘴以及光源的位置关系。
- 前端的构成(位置排列)因型号不同而不同。上消化道检查用内镜一般用奥林巴斯株式会社制的 GIF-H260,其前端部的构成如图 3-7 所示。
- 图 3-7 所示的是从内镜内部向外看的排列结构,实际上从前端看正好与之相反,在检查时必须把握好这种排列构成。

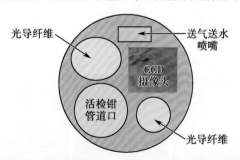

图 3-7　内镜前端部的构成(从内向外看)

(奥林巴斯社 GIF-H260)

☞ **重要提示点**

☑ 活检钳管道位于 CCD 摄像头的左下方。活检钳伸出的位置位于图像的 8 点钟位置,最小可视距离为 3mm,在画面的 8 点位置吸引液体效率最高。注意:由于有最小可视距离的存在,有可能钳子先端已经伸出但在画面中却没有显现。

☑ 送气送水喷嘴的位置在 CCD 摄像头的上方,送水时从画面的上方清洗镜面。

● 理解内镜前端的构成,有助于检查时通过食管入口处、幽门处以及狭窄部。

● 图 3-8 是利用外套管胶盖部分模拟内镜通过狭窄部的情形。从胶盖的外侧进镜(图 3-8a),在内镜图像上观察,好像是几乎通过的样子(图 3-8b),但是,从盖子的里面观察,活检钳管道的下面部分实际上并没有通过(图 3-8c),这时就可以理解为什么轻轻的按下 U 钮就会容易通过(狭窄部)了。

 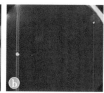 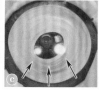

图 3-8 用外套管的胶盖确认内镜前端部的结构

(奥林巴斯社 GIF-H260)

4. 用上消化道内镜模型培训

● 在理解持镜法、操作法和画面的基础上,利用上消化道的模型进行培训。使用模型时,对于胃的送气、吸引以及右手握着插入部,左手控制操作部等的协调动作,方向、角度钮的调整、照片的拍摄等等,都可以得到接近实际临床的练习。

☞ **重要提示点**

☑ 在实际临床检查之前,应该练习到能够充分理解(所有的操作内容)为止。

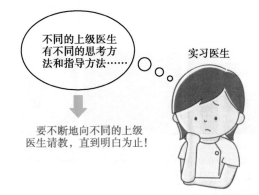

不同的上级医生有不同的思考方法和指导方法……

实习医生

要不断地向不同的上级医生请教,直到明白为止!

第四章

上消化道内镜检查前、检查中的注意事项

今川　敦

1. 内镜操作者感染的处理

- 考虑到所有的体液以及排泄物都具有感染性,因此在任何时候都应该有意识的防止这些体液与排泄物通过损伤的皮肤和黏膜造成感染。
- 与空气污染相关的空调设备,与周边器械、地面污染等有关的环境污染均需加以注意,内镜科整体都需要有预防感染的对策。
- 在处理内镜时首先需要充分理解内镜的插入部以及送气、送水通道,活检钳道,吸引孔道等结构。
- 对配件以及处理器械等进行恰当的不同级别的消毒、灭菌。
- 医务工作者必须更换清洁的手术衣、戴手套、口罩、围裙,以及带防护眼睛用的眼罩或面罩等。

特别注意!

▶ 不换穿手术衣,仅仅穿着白大褂进行检查,是不恰当、也不卫生的。

▶ 通过内镜检查,感染胃幽门螺杆菌、乙型肝炎病毒、丙型肝炎病毒和人免疫缺陷病毒(HIV)等均有报告。

2. 适应证与禁忌证

- 所有怀疑上消化道疾病者可以成为内镜检查的适应证,对于某些少见的内镜禁忌证(第九章,表 9-2)应该特别注意。
- 消化道大出血导致失血性休克时,必须优先治疗休克,待全身状态稳定后再进行内镜检查和处理。

3. 患者知情同意书

- 在确认患者的既往病史、过敏史以及服药状况的基础上，对患者给予充分的告知，包括进行内镜检查的必要性，给予的药物以及可能发生的并发症。
- 告知时避免使用专业术语，尽量使用通俗易懂的语言。需要取得患者签名的书面形式的知情同意书。
- 患者本人不能自我判断时可以告知家属或监护人。
- 告知内容以及是否同意等内容必须记录在病历上，并作为资料保存。

4. 患者口服药情况

- 预约申请检查或是术前问诊，都必须明确患者的服药情况。
- 对于高龄患者，无法取得正确的服药信息时，可以参考转诊病历或服药手册中所记录的内容。
- 检查当日的饮水情况，脱水对患者的影响更严重，故如果可能检查当日可以少量饮水或运动饮料，直至检查开始前。

记录页

特别注意！

▶ 因停药会导致明显影响的药物如降压药和皮质类固醇类药物可以继续服用。

▶ 检查当日，必须停止口服降糖药以及注射胰岛素，以免发生低血糖。

▶ 胃黏膜保护药，中成药等可能影响内镜观察的药物，当日应该停服。

▶ 利尿药原则上也应该停服，但停药存在导致心功能不全的风险应加以权衡。

▶ 服用精神安定药以及催眠药时，镇静药不易起效。

a. 对于抗血栓药的处理（附录Ⅳ-1）

● 口服抗血栓药，通常不影响内镜的检查，但检查之前应该确认所服用的种类（抗凝药、抗血小板药，或是其他种类）以及服用剂量。

● 如果需要停服或变更药物的种类，必须事先与开具处方的医生联系。

● 抗血栓药单剂服用与多药联用的停药对策是不同的。

b. 抗血栓药单剂服用者

● 普通检查（观察或活检）和出血风险较低的操作（支架置入、扩张术）时不需要停服抗血小板药和抗凝药。如果服用华法林时要在1周以内抽血检查，测定PT-INR的值是否在治疗值范围内。

● 出血风险高的治疗（内镜下息肉切除术、ESD、EST等），应该停药或者变更用药,如服用噻吩并吡啶衍生物时应该变更为阿司匹林或是西洛他唑,如果仅单用阿司匹林者则可继续服用。至于服用抗凝药患者,则有必要用肝素替换。

c. 服用多种抗血栓药时

● 普通检查(观察或活检)和出血风险较低的治疗(放置鼻饲管、扩张术)时,根据具体病例谨慎考虑。

● 出血风险高的处置(内镜下息肉切除术,ESD,EST 等),可以考虑延期进行内镜的检查治疗。

● 如果延期困难,则考虑继续服用阿司匹林。如服用噻吩并吡啶衍生物时应该变更为阿司匹林或是西洛他唑,至于服用抗凝药患者,则有必要用肝素替换。

d. 其他需注意事项

● 活检时,被检者如不属于停药导致血栓的高危人群,则最好暂停原来的服药,阿司匹林可停药 3～5 天,噻吩并吡啶衍生物类则可停药 5～7 天。

● 充血性心功能不全时禁止使用西洛他唑还必须注意容易发生头痛、心动过速等。

● 华法林的药效与消失需要数天,因此内镜检查之前 3～5 天必须停药。

● 肝素静脉给药后 3 小时,皮下注射 6 小时后,可以开始内镜检查。内镜确认止血后才可以恢复使用术前的抗凝药物。

● PT-INR 的治疗值范围通常在 1.6～2.6 之间,超过 3 以上,则出血不好控制。

> **特别注意!**
>
> ▶ 新的抗凝药如达比加群、抗凝药利伐沙班及阿哌沙班，不像华法林之类有确定的 PT-INR（出凝血时间）指标可以监测。
>
> ▶ 需要注意：70 岁以上的高龄患者、肾功能不全患者以及有消化道出血史的患者，当与大环内酯类合用时会增强其抗凝作用，是出血的高危因素。

5. 内镜术前准备及用药

内镜检查前准备的原则是按照以下顺序准备：①检查受检者的衣着；②清除黏液；③局部麻醉；④使用解痉药；⑤给予镇静药（附录Ⅳ-2）。

a. 检查受检者的衣着

● 服装不能太紧，最好保持松弛状态，原则上要摘掉眼镜，除去领带及腰带。

● 义齿的处理：固定的义齿或者摘掉后将影响牙齿整体稳定性的义齿可以不必摘掉。

b. 清除消化道黏液

● 将链霉蛋白酶 2 万单位 + 碳酸氢钠 1g+ 含有二甲硅油（gascon drop）的溶液 5ml 用温水溶解至约 80ml 后服用。

● 应在服药前告诉患者，这药液口感不好，有不舒服的感觉，要亲切地安抚患者。

c. 局部麻醉

- 口含利多卡因溶液 5ml，之后吐出，或者用利多卡因喷雾剂口腔喷雾数次。
- 由于利多卡因喷雾剂有很强的刺激性，给药之前应该亲切地向患者说明。

d. 给予解痉药

- 多以抗胆碱能药物丁溴东莨菪碱 1A：20mg/ml，或胰高血糖素 1A：1U 用 1ml 的注射用水溶解后静脉或肌肉注射。
- 给药之前必须询问受检者是否患有青光眼、前列腺肥大、心脏病、嗜铬细胞瘤、糖尿病等基础疾病，因为用药后可能加重上述疾病的原有症状。
- 最近常用无副作用、无刺激的制剂薄荷油（1A：20ml），直接喷洒入胃内达到解痉的目的。

e. 主要的常用药物

- **链霉蛋白酶**（PronaseMS®）：是一种蛋白分解酶，用以溶解黏液。
- **碳酸氢钠**：弱碱性，也可用于食品，用以制酸以及维持链霉蛋白酶（pronase）的稳定性。
- **二甲硅油**（gascon）：即使少量应用也有很强的消泡作用，同时具有溶解黏液的作用。
- **盐酸利多卡因**（Xylocaine® 塞罗卡因）：口含剂浓度为 2%（以利多卡因计），喷雾剂有浓度 8% 的利多卡因（无色液体)和浓度 4% 的利多卡因(黄色液体)两种。4% 浓度者较为常用,可按液体的颜色判断利多卡因的浓度。

特别注意!

▶ 利多卡因可引起过敏性休克,过量给药可导致中毒。尤其是使用高浓度的经口喷雾剂时,因其吸收快,短时间内血中浓度增高,而增加的中毒风险。

▶ 中毒症状可表现为休克、体温升高、肌肉强直等,因此,利多卡因的最大给药剂量以不超过 200mg 为宜(日本《消化内镜指南》第 3 版中的指导用量是 100～300mg)。
例如:利多卡因稀释剂 5ml(2%×5ml=100mg),
或者是 8% 喷雾剂,5 喷(每 1 喷 8mg×5=40mg),
2% 利多卡因软膏 5ml(100mg),以上合计总量约为140～200mg。

- **丁溴东莨菪碱**(Buscopan® 解痉灵):是一种抗胆碱能药,有抑制胃肠蠕动和抑制唾液分泌的作用。

- **胰高血糖素**(glucagon):直接作用于消化道平滑肌细胞抑制胃肠蠕动。

- **薄荷油制剂**:为浓度 0.8% 的 1 支 20ml 的无色液体,可直接喷洒于胃窦部黏膜,喷洒 1～2 分钟后即可出现抑制蠕动的效果。除对薄荷油过敏者外,原则上无禁忌证。

- 有些高龄患者不能正确告知自身的基础疾病时,有时也会出现一些不可预知的并发症。

关于薄荷油制剂

- 因为不需要注射可以缩短时间，对检查医生和工作人员都方便应用。
- 因为在实际检查过程中用药，故对没有明显蠕动患者无需应用（节约用药）。
- 与抗胆碱药不同，没有抑制唾液分泌的作用，因此要警惕由唾液所导致误吸的风险。
- 喷洒后凸显黏膜变化（肠上皮化生黏膜的凹凸变化）。

6. 镇静（附录IV -2）

- 实施镇静（sedation）治疗时应充分告知，尊重患者意愿。
- 最近希望在镇静状态下接受检查的患者特别是年轻患者有所增加。
- 通常在内镜检查时采取的是清醒镇静（moderate sedation= conscious sedation：对问答、触觉均有主动反应），让受检者能在可以遵从指令，处于浅睡眠状态接受检查是比较恰当的。
- 并发症主要是呼吸抑制、循环抑制，心动过缓、心律不齐等呼吸、循环系统的不良反应，其他还有顺行性遗忘、不能自主控制、呃逆等。
- 内镜检查时，通常选择苯二氮䓬类药物，但这些不适用于医疗保险。可以选择静脉注射用的苯二氮䓬类药如咪达唑仑，地西泮、氟硝西泮等。

- 治疗性内镜所需时间较长，且侵袭性较大，用丙泊酚以及右美托咪定来镇静的报告有所增加。

> - 丙泊酚：药效时间短，恢复时间短，给药只能由技术熟练的麻醉专科医师来完成。
> - 右美托咪定：可以在局麻下非插管手术和治疗时（治疗性内镜可以归为此类）使用。必须由可以熟练管理患者的医师给药，同时要注意循环系统的副作用（心动过缓和血压降低）。

7. 检查过程中的心电监护

- 镇静状态下必须监护血氧饱和度、血压、心率，同时要维持血管通路通畅以便经静脉给药。
- 即使没有施行镇静，也最好实行心电监护。
- 检查中不能仅仅观察内镜图像，需要在检查的全过程中监测，通过监护仪实时注意有无异常情况发生。
- **呼吸系统**：观察呼吸状态，除了视诊、听诊还必须监测血氧饱和度。长时间镇静时还要动态监测呼气中的二氧化碳浓度。
- **循环系统**：推荐监测有无心律不齐（监测心电图及心率）及血压。

☞ **重要提示点**

观摩人员须知

☑ 实习生时刻不要忘记问候并感谢包括从患者开始到前台接待人员、护士、内镜医师等内镜科的全体职员。

☑ 观摩时站立的位置，最好是既能看到内镜画面，又能看到操作者左右手的操作，甚至还可以看到其他工作人员操作的位置。

☑ 不管患者是否施行镇静，绝不能在患者的面前谈论私事。

7. 检查过程中的心电监护

上级医师

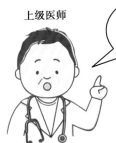

要迟到了也不事先联系，见面也不打招呼，这样的实习医生是不行的……这些社会常识必须知道！

专家心得体会

小田一郎

平静的心

对医生来说是圣书的由威廉•奥斯勒博士所著的《平静的心》一书中第一节就写到：《作为医生，无论是内科医生还是外科医生，首先需要保持沉着的姿态，所谓沉着的姿态是指无论发生什么都要保持冷静和沉着的心态，最重要的是心怀平静。》平静是一种气质，是成功的保证。换句话说，不管遇到什么状况，都能够不慌不乱、**冷静处置**，能够在重大危机风暴中，不为心情所影响，明晰判断，**沉稳处理**，化险为夷。不幸的是，有些医师缺乏这种资质，遇事优柔寡断、闷闷不乐、露情于表面，**日常生活中遇到些紧急事态时就慌乱，狼狈不堪**，这样的医师是不会得到患者的信赖的。

作为内镜医师保持**平静的心**是非常重要的。举例来说，在没有镇静的状态下行内镜检查过程中发现了可疑癌变的病灶，而目标部位又无法钳取到活检组织时，不经意地发出"哎呀"等表达自己感情的声音，会使患者感到不安。在内镜治疗时如果发生了并发症或者控制不良的事件时也决不能慌乱，应冷静判断、冷静处置。不要头脑发热，处理不了的事情还强行处理，也不要走向另一极端，逃避问题不去处理，一定要以**平静的心**冷静地向周围的上级医生请教求救。

第五章

上消化道内镜检查的基本技巧

山本赖正，藤城光弘

1. 经口内镜的食管插入法

● 上消化道内镜检查培训时的一个难点就是怎样将镜子插入食管。对受检者来说这个瞬间是否痛苦可以改变他对胃镜检查的整体印象。虽然最近通过镇静药，止痛药可以减轻痛苦，但从安全考虑应尽量少用，这就需要内镜医师能训练到非常熟练并流畅的将镜子插入食管。

☞ **重要提示点**

☑ 经口内镜插入食管时有两个部位容易引起反射。这两个部位是：①软腭；②食管入口处。

● 经鼻腔进镜时不经过软腭，且内镜的管径较细，反射也比较轻。

● 经口进镜时最应该注意的是越过软腭时不要碰触舌根，以免引发咽喉反射，这对抑制咽喉反射是很重要的。

a. 普通进镜至食管的方式（从软腭左侧越过悬雍垂经左侧梨状窝进镜至食管入口）

● 通过悬雍垂的左侧（图 5-1 ①）顺沿着咽后壁的左侧（图 5-1 ②）进到左侧梨状窝（图 5-1 ③），然后右转（图 5-1 ④）进入食管。这种方式用得最多。

b. 使用镇静药时的进镜方式（多数采用经悬雍垂的右侧到左梨状窝的方式）

● 药物镇静状态下，左侧卧位时舌垂向左侧，这样左侧软腭的腔隙变得狭窄（图 5-2 ②），而右侧相对宽阔（图 5-2 ③）。这样通过悬雍垂的右侧进入咽部几乎不会使内镜碰到舌根部（图 5-2 ④），之后注意在不触碰咽后壁（图 5-2 ⑤～⑧）的情况下经左侧梨状窝进镜至食管（图 5-2 ⑨⑩）。

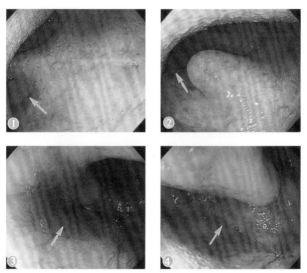

图 5-1　内镜插入食管最常用的方式（从悬雍垂左侧—经左侧梨状窝）

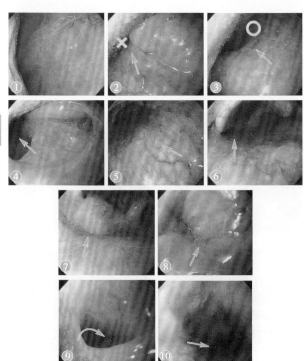

图 5-2　药物镇静状态下采用较多的进镜方式（从右侧悬雍垂—经左梨状窝）

C. 从右侧进镜方式（从软腭右侧经右侧梨状窝）

● 仅有约百分之几的概率采用右侧进镜方式。即当从悬雍垂的右侧越过，经咽喉部时左侧梨状窝狭窄（图5-3①），而右侧的咽后壁到右侧的梨状窝间隙较为宽大时（图5-3②），才会采用这种方式。这种情况下，与其强行通过狭窄的左侧梨状窝不如直接进入右侧梨状窝，只要稍微向左上旋镜就可顺利进镜至食管（图5-3③）。

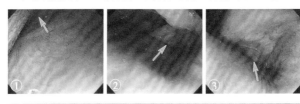

图5-3　右侧进镜法（右侧软腭-右侧梨状窝）

- 有时采取左侧入路时由于被检者呕吐反射剧烈，即使左旋镜身也依然被呕吐反射的动作推向右侧，最终也将是由右侧入路进镜。
- 这种方式进镜时，退镜时也多是从食管入口的右侧退出。

☞ **重要提示点**

☑ 依笔者的经验，这种方式多适用于身体较瘦的，下颌部发育不良，经常自觉咽喉部不适的，或是在以往的内镜检查时觉得痛苦的患者。

- 如果能顺利采用这种方式，几乎不会发生反射。
- 如果进镜时的体位是接近仰卧位而仅仅是头偏向左侧的话，也会使左侧梨状窝变得狭窄而变成这种进镜方式，因此在进镜前确认体位正确是很重要的。

2. 经鼻内镜的食管插入法

a. 经鼻进镜时的鼻腔麻醉法

● 包括导管法、喷雾法及两者联用法三种（表5-1）。喷雾法比较容易但麻醉效果稍差。导管插入法，麻醉效果较好，操作有些复杂。还有使用导管插入时，原则上多仅麻醉单侧鼻腔，当改变内镜进镜入路时，必须重新麻醉。

表5-1 经鼻进镜时的鼻腔麻醉法

A 导管法	B 喷雾法	C 联用法
①萘甲咪唑啉喷雾 ↓	①萘甲咪唑啉喷雾 ↓	①萘甲咪唑啉喷雾 ↓
②利多卡因漱口剂4ml 鼻腔注入 ↓	②4% 利多卡因喷雾2 次 ↓	②4% 利多卡因喷雾2 次 ↓
③2 分钟后14Fr 专用鼻腔导管插入鼻腔 ↓	③5 分钟后重复4% 利多卡因喷雾2 次 ↓	③利多卡因漱口剂2ml 注入鼻腔 ↓
④2 分钟后18Fr 专用鼻腔导管插入鼻腔 ↓	④2 分钟后，检查开始	④2 分钟后18Fr 专用鼻腔导管插入鼻腔 ↓
⑤2 分钟后检查开始		⑤2 分钟后检查开始
盐酸利多卡因总量80mg	盐酸利多卡因总量40mg	盐酸利多卡因总量60mg
所需时间约8分钟	所需时间约8分钟	所需时间约6分钟

（渡辺謙一ほか：消内視鏡 **20**：456，2008 より）

> **特别注意！**
>
> ▶ 8% 的利多卡因喷雾剂内含有酒精，直接喷入鼻腔时可能引起黏膜损伤，因此不要使用。

☞ **重要提示点**

☑ 选择将要进镜的鼻腔时，如果是首次检查，需尽可能行鼻腔通气度的检查，在检查报告单上一定要记录，哪一侧鼻腔，以及鼻腔内经过之处是否有鼻出血等。第二次以后即可以参考前次检查报告单。

b. 鼻腔内的进镜入路

● 分中鼻甲入路和下鼻甲入路两组方法（图 5-4）。鼻腔内的内镜画面，与实际的上下左右正好相反。下鼻甲位于内镜画面的上方。

> **特别注意！**
>
> ▶ 没有鼻毛的区域是鼻中隔旁的薄区（图 5-5）、进镜时注意避免接触以免引起出血。

● 内镜的前端部到达后鼻腔之后采用与经口进镜法相同的操作进镜至食管入口处。经鼻进镜时由于内镜不接触舌根部，故不容易诱发呕吐反射，患者的痛苦感觉也较少。同时经鼻进镜还可以观察到咽喉上部（鼻咽部）的情况，这一区域在经口途径是观察不到的。

2.

经鼻内镜的食管插入法

第五章 上消化道内镜检查的基本技巧

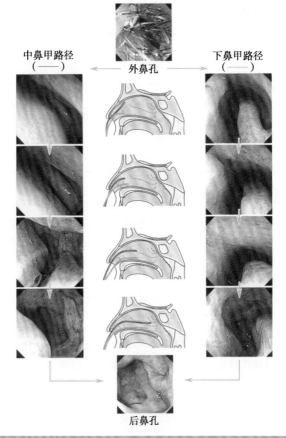

中鼻甲路径
（——）

外鼻孔

下鼻甲路径
（——）

后鼻孔

图 5-4　鼻腔内进镜路径

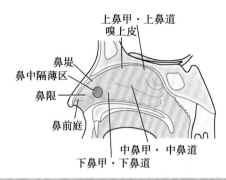

图 5-5　鼻腔的解剖

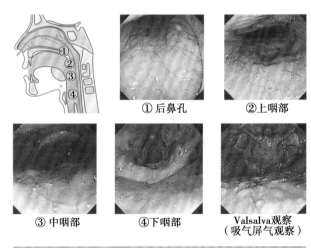

①后鼻孔

②上咽部

③中咽部

④下咽部

Valsalva观察
（吸气屏气观察）

图 5-6　经鼻内镜的插入图

☞ **重要提示点**

☑ 让患者发出"啊—""诶—"等声音、吸气屏气的 Valsalva 法，有利于详细观察咽喉部（图 5-6）。

记录页

3. 常规白光观察法

● 下面就以日本癌研有明医院所进行的上消化道常规内镜检查为例加以说明。

a. 咽部、喉部

● 观察从咽部、喉部开始(图 5-7)。但是因反射较强进镜时观察仅限于可能的范围,待退镜时再度观察。

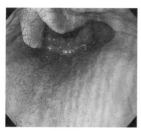

咽后壁

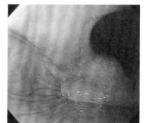

左梨状窝

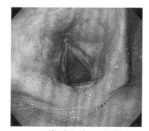

两侧声门部·声带

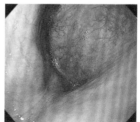

右梨状窝

图 5-7　对咽部、喉部行内镜观察的主要部位

- 饮酒多或是食管癌治疗后，容易发生咽癌、喉癌，对于这一些高风险人群，应该进行详细的观察，但一般多是筛查性的检查，即针对咽后壁，声带两侧的声门部和梨状窝等好发部位进行观察。
- 在咽喉区域用窄带光（narrow band imaging，NBI）法进行观察有利于发现病变。

b. 食管

- 咽反射最多见于进镜至食管入口时，一旦进镜至食管中段（距齿状线 30cm 左右）处反射就会减轻，这时可以开始观察食管。
- 为去除食管内的唾液和黏液，需要在观察前将黏膜表面冲洗干净，之后再度回到食管上段进行观察。
- 食管的左侧壁呈切线角度不容易观察，需将内镜边旋转边观察。

☞ 重要提示点

☑ 观察食管 - 胃结合部时，让患者做腹式深呼吸，使膈肌下降，使该处容易观察（图 5-8）。

☑ 使用镇静剂患者不能遵从指令进行腹式深呼吸时，应该将内镜先越过贲门至胃腔内，然后再退回食管腔内，这样就容易观察了。

c. 胃、十二指肠

- 内镜插入胃内，首先将黏液冲洗干净。冲洗时可借助重力作用（在胃底部从大弯侧向小弯侧，胃体部则从小弯侧向大弯侧冲洗）能提高冲洗效率。

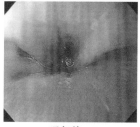 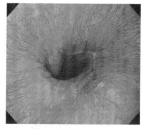

吸气前　　　　　**深吸气后**

图 5-8　利用腹式呼吸所观察到的食管胃连接部

- 日本癌研有明医院最基本的手法是采用"退镜法"进行观察。
- 从胃到十二指肠的观察技巧如图 5-9 所示。
- 从胃体部下段的大弯侧开始，到胃窦部（按大弯、前壁、后壁、小弯的顺序），再到幽门部，之后进入十二指肠观察。
- 向十二指肠球部进镜时须用右手推进（push）插入部的同时轻轻地上下转动 UD 钮使其接近幽门，最后按向下（down）按钮，越过幽门。
- 对于初学者，内镜通过十二指肠角稍有困难。其最基本的操作法是推 up 钮的同时左手握住操作部右旋镜身越过十二指肠上角，左手再度退回原位进入降段，此时用右手稍稍将插入部回拉，将内镜拉直减小弯曲度，将垂在胃内的内镜拉直，就很容易进镜至十二指肠降段了。
- 在十二指肠降段内，内镜完全拉直，可以观察到十二指肠，包括水平段。

3.

常规白光观察法

第五章

上消化道内镜检查的基本技巧

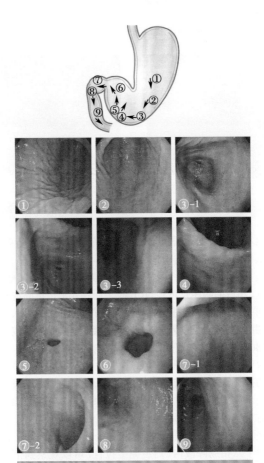

图5-9 从胃到十二指肠的内镜观察

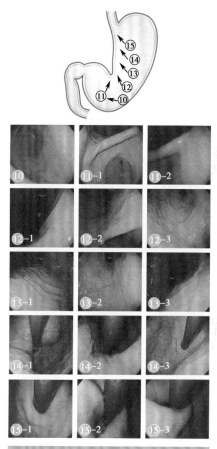

图 5-10 胃角部到胃体部的 J 型反转观察

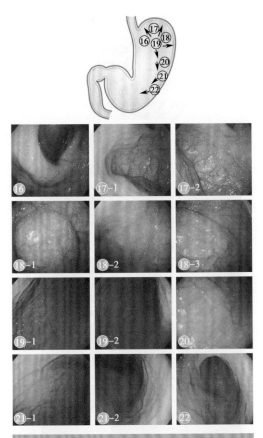

图 5-11　胃底部 U 型回转到胃体部大弯从上到下观察大弯侧(俯视)

> **特别注意!**
>
> ▶ 观察胃大弯、小弯时照片的拍摄应在内镜进入十二指肠
> 之前完成,这一点很重要。由于在内镜进入十二指肠
> 时,镜头会与大弯小弯的黏膜摩擦导致黏膜充血改变。

- 内镜前端退镜回胃内时,用 J 型反转方式按照图 5-10 所示的顺序观察胃角部、胃体部、贲门部。即从胃角开始,到胃小弯反转观察前后壁,同时观察贲门部。
- 观察胃体部时需要注气,使黏膜皱襞伸展。通常注气量,以胃体上部的小弯皱襞充分伸展为限,注意过度的注气,会使患者感到痛苦甚至引起小弯侧胃壁的撕裂,因此需要避免注气过度。
- U 型反转观察胃底部到解除 U 型反转后俯视观察的顺序如图 5-11 所示。
- U 型反转观察后,在胃底部解除反转的同时,退出胃镜,观察大弯到胃后壁,再继续俯视观察。
- 观察胃体上部的大弯、前后壁的同时向前进镜,注意观察胃体下段易形成死角的区域及胃角部前后壁。

⟡ **重要提示点**

☑ 一边送气,一边将胃体部大弯的皱襞充分伸展,使送气达到最大程度。

☑ 因嗳气导致皱襞的伸展不充分时,可让患者变换为仰卧位,这样易使皱襞得到伸展。

- 如未发现病变,就可以边抽吸空气边退镜,退镜时可以再次观察食管,尤其是在食管入口处,在退镜时最容易观察。最后,对进镜时未能观察到的咽喉部再作观察后结束检查。

4. 色素喷洒染色法

- 将蓝色的色素靛胭脂喷洒在胃黏膜表面,可以增强胃黏膜表面的凹凸感,使对病变的范围和浸润深度的判定更容易。
- 靛胭脂不被黏膜吸收,也不会引起其他反应,属于色素内镜法(对比法)。

> ☞ **重要提示点**
>
> ☑ 用白光观察怀疑有病变时,作为内镜精查进行色素喷洒(判断病变的范围、深度)(图5-12)。
>
> ☑ 以发现病变为目的时,可在萎缩的胃黏膜表面大范围喷洒,此时使用0.05%低浓度色素更容易发现色调改变和清晰的凹凸感。

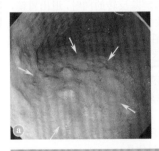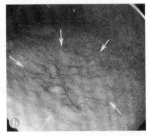

图 5-12 胃体下部前壁,30mm,0-Ⅱa,tub1

a: 白光下病变界限不清晰; b: 靛胭脂喷洒后病变界限清晰明了

a. 喷洒液的配制

- 0.4% 的靛胭脂注射液（1A：5ml）用蒸馏水稀释 2～4 倍（0.1%～0.2%）。

b. 喷洒前的处理

- 内镜检查前必须服用链霉蛋白酶去除黏液。
- 黏膜有黏液和胆汁附着时，要充分洗净，但以不出血为度。

> **特别注意！**
>
> ▶ 应注意，喷洒靛胭脂后有时反而使黏膜表面的色调变化像蒙了面纱一样变得不清晰（图 5-13）。

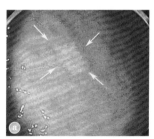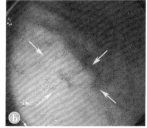

图 5-13　胃体下段大弯，8mm，0-Ⅱb，sig（印戒细胞癌）

a：明显的褪色区域；b：靛胭脂喷洒后，病变边界反而变得不清晰

c. 喷洒方法

■ 使用注射器

● 通过活检钳管道用注射器直接喷洒,这是最简单的方法。

● 利用重力,在胃内可行大范围喷洒。

● 喷洒后将注射器从管道拔出时,注意不要将色素溅到患者的衣服上。

■ 使用喷洒管

● 在胃内需要大范围喷洒时,使用喷洒管喷洒。

● 其优点是少量使用也可喷洒到胃黏膜的全部,但缺点是喷洒时需要准备喷洒管并且需要助手的帮助。

第五章　上消化道内镜检查的基本技巧

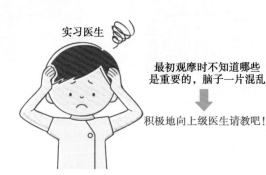

实习医生

最初观摩时不知道哪些是重要的,脑子一片混乱

↓

积极地向上级医生请教吧!

5. 复方碘溶液染色法

● 正常的食管黏膜为复层鳞状上皮,含有大量的糖原颗粒。复方碘溶液喷洒后,碘和淀粉发生反应变为红褐色。

● 当发生癌变或异型增生时上皮内所含的糖原颗粒减少,碘溶液喷洒后不变色或呈黄白色不着色的状态,利用这特点,可以早期诊断癌变。

☞ **重要提示点**

☑ 应该充分注意 5mm 以上不着色部分。

☑ 有时复方碘溶液不着色部分静待 1~2 分钟后再观察,会变为粉红色,这称之为粉红色征(图 5-14),为可疑食管癌的改变。

☑ 对粉红色征阳性的不着色区即使小于 5mm,也应进行活检明确诊断。

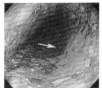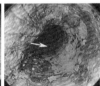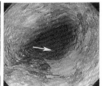

喷洒后　　　　　喷洒30秒后　　　　　喷洒2分钟后

图 5-14　喷洒后复方碘溶液的实时变化[食管中段 0-Ⅱb,scc(鳞状细胞癌)]

a. 喷洒液的配制

● 碘液 5g 和碘化钾 10g 溶于蒸馏水 100ml 中，这样配制成 1%～3% 的复方碘溶液，这样配制好的喷洒使用碘溶液市场上也有出售。

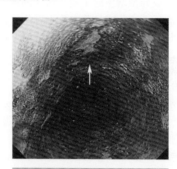

图 5-15　粉红色征阳性的微小食管癌

b. 喷洒方法

● 为了尽可能使用少的复方碘溶液就能喷洒到全部食管黏膜表面，应使用喷洒管喷洒。

● 将喷洒管从活检钳通道中伸出，从胃食管结合部开始喷洒，直至食管入口处（距门齿约 20cm）。

● 边少量喷洒，边吸引，使食管腔内气体量减少，这样用少量的溶液即可完成染色。

● 在食管入口处附近喷洒时应防止复方碘溶液反流导致误吸。

- 左侧卧位时食管左侧壁的 7～8 点的位置为最低位置，故向右侧 1～2 点位置喷洒时液体将会流向食管全周。
- 从食管入口处向食管结合部喷洒，用少量的复方碘溶液就可以完成染色，但进镜操作有些困难，需要熟练的技巧。
- 喷洒后食管内多余的复方碘溶液必须进行吸引，并清洗干净。
- 复方碘染色检查结束时，胃内潴留的复方碘溶液必须吸引干净，再喷洒 2.5% 硫代硫酸钠水溶液，以减轻胃的不适感。

c. 什么情况下应该喷洒，什么情况下不能喷洒

- 用白色光及 NBI 观察，怀疑病变时，可喷洒。
- 有饮酒吸烟史，有食管癌及头颈部癌的高风险病例，应积极进行喷洒检查。
- 碘过敏患者，不能喷洒。
- 复方碘溶液喷洒引起的食管炎，导致病变部位的诊断困难，应避免反复多次喷洒检查。

记录页

_____

_____

_____

_____

_____

6. 食管图像强化观察

- 图像强化观察法有窄带光成像（narrow band imaging, NBI），智能电子分光成像（flexible spectral imaging color enhancement，FICE），自发荧光成像（auto fluorescence imaging，AFI）等等（第 1 章，3. "理解内镜成像原理"），这里以 NBI 观察食管为例来说明。

a. NBI 非放大观察

- 食管癌的 90% 以上是鳞状上皮癌。用 NBI 非放大观察鳞状上皮癌时，多见病变呈边界清楚的茶褐色区域（brownish area）（图 5-16）。
- NBI 有利于对无症状食管癌患者在内镜检查中发现病变。
- 对可疑的食管癌病变，即使在 NBI 非放大观察中也可以观察到点状的异常血管。

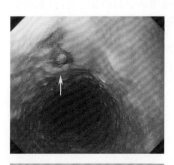

图 5-16　茶褐色区域

☞ **重要提示点**

☑ 食管左侧壁是切线角度不容易观察，因此要边旋转胃镜边观察食管。

☑ 过度送气会使食管黏膜过度扩张，导致茶褐色区域色调变淡，因此要边送气、边吸气、边观察。

b. NBI 放大观察

- 观察食管黏膜乳头内毛细血管袢（intraepithelial papillary capillary loop，IPCL）可以对病变的性质（癌或者不是癌）及深度作出诊断。

- NBI 放大观察时内镜前端装着柔软的黑色帽（black soft hood）（画面上仅能看到少许的长度），可以得到良好的放大观察视野。

- 表 5-2 所示为日本食管学会公布的《食管表浅癌的放大内镜诊断分型》。

表 5-2 食管表浅癌的放大内镜诊断分型（日本食管学会）

分型	所见	深度
A	无血管形态变化或者是轻度变化	
B	有明显血管形态变化	
B1	具有扩张、蛇行、口径不同、形状不规则全部四个特点的点状异常血管区域，保留了袢样结构	EP，LPM
B2	血管袢结构变形减少	MM，SM1
B3	高度扩张不规则的血管	SM2

续表

分型	所见	深度
AVA	以 B 型所围成无血管或血管稀疏的区域（Avascular area, AVA）	
AVA 小	0.5mm 以下	EP, LPM
AVA 中	0.5～3.0mm 之间	MM, SM1
AVA 大	3.0mm 以上	SM2

EP 黏膜上皮；LPM 黏膜固有层；MM 黏膜肌层；SM 黏膜下层

（小山恒男ほか：消内视镜 24：466，2012 より）

- 观察 IPCL 的变化时，在血管扩张、蛇行、口径、形状不规则之中，呈部分变化者可属于 A 型，其中也包含高度异型变化。当血管的变化符合上述所有特征时即属于 B 型，几乎可以确诊为癌（图 5-17）。

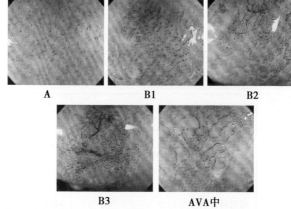

A   B1   B2

B3   AVA中

图 5-17　食管癌的 NBI 放大观察图像

- B 型的血管有袢形成的为 B1 型，缺乏血管袢者时为 B2 型，高度扩张增粗血管为 B3 型，按以上顺序，病变深度逐渐增加。
- AVA 按照范围的大小分型，范围越大的病变深度越深。
- 如 0-IIa 一样扁平隆起病变，由于上皮的角化使 IPCL 的变化难以观察，有时判断深度过浅，应予注意。

 重要提示点

☑ 在对食管病变进行放大观察时，将病变置于视野的 1~2 点位置，轻轻转动大旋钮向上接近病变可以用最高放大倍数进行观察。这是由于 CCD 镜头装在内镜前端部的 1~2 点位置。如果用大旋钮向下观察时无法接近病变部位。

6.

食管图像强化观察

记录页

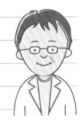

7. 胃图像强化观察

- 胃图像强化观察最常用的是 NBI，非常有利于观察肿瘤性病变的性质和范围。

a. NBI 非放大观察

- 以往的 NBI 非放大观察，由于进光量少、图像暗，使用价值较低。但是用 LUCERA ELITE 系列（奥林巴斯株式会社制）即使在非放大条件下，也能在屏幕上获得较为明亮的图像，有望应用于筛查性内镜检查（图 5-18）。

b. NBI 放大观察

■ 发现癌变

- 对胃进行 NBI 放大观察时用 VS 分型法判断病变是癌或非癌。

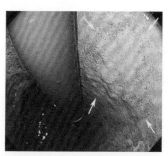

图 5-18　早期胃癌 NBI 非放大观察图像

- 所谓 VS 分型（VS classification）是指在 NBI 放大观察时分别按照微血管形态（microvascular pattern，MVP）和表面微腺管形态（microsurface pattern，MSP）分型来判断病变性质的：①规则的（regular）；②不规则的（irregular）；③不可见的（absent）。

- 如果是癌性病变其 MVP 或 MSP 是不规则的（irregular），同时病变部位与非病变部位有明确的边界线。97% 的癌性病变符合这一标准。

■ 癌变病理分型的诊断

- 按照组织形态分型，胃癌整体分为分化型癌（tub1，tub2，管状腺癌）和未分化型癌（por，sig，印戒细胞癌），NBI 放大观察时，根据内镜下改变特点可推测其病理组织学分型。

- NBI 放大观察时，分化型癌多呈残存血管网格状结构的改变，而未分化型癌则多呈血管网消失的不规则形态结构（图 5-19）。

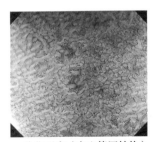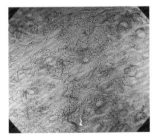

分化型癌（有血管网结构）　　　　未分化型癌（血管网消失）

图 5-19　分化型、未分化型癌的 NBI 放大观察图像

7.

胃图像强化观察

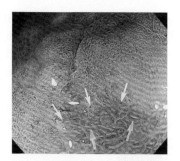

图 5-20　病变边界(→)和蓝色冠(⇢)

■ 癌变边界的判断

● NBI 放大观察极有利于癌变边界的判断，几乎所有的病变边界（范围）均可得到正确的判断。

● 肠上皮化生在 NBI 放大图像上呈现蓝色冠（light blue crest，LBC）样改变，是上皮边缘呈现蓝白色变化的结果，利用此特征，可以判断非癌区域的肠上皮化生（图 5-20）。

特别注意!

▶ NBI 放大观察也有其局限性，对于一些未暴露于黏膜表层的中分化 - 低分化型癌以及异型性极低的超高分化型癌组织，由于边界不清晰，须结合病理活检来做出正确的诊断。

8. 内镜检查术中并发症

a. 并发症的发生率

- 调查 1998～2002 年日本全国上消化道内镜检查包括术前处理的并发症发生率为 0.012%（大约 8 300 例中有 1 例），死亡率为 0.000 76%（约 13 万例中有 1 例）。
- 上消化内镜的并发症中，最多的是穿孔，占 33.8%。

b. 主要并发症及其处理方法

■ 食管穿孔

- 多发生于内镜插入时的食管入口处（梨状窝，图 5-21）和 Zenker 憩室（图 5-22）。
- 梨状窝位于咽部两侧的深凹陷，老年人由于梨状窝的黏膜萎缩，稍加外力就可能发生穿孔。

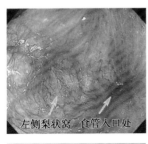

图 5-21　左侧梨状窝

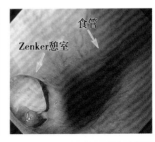

图 5-22　Zenker 憩室

- Zenker 憩室，是位于 Killan 三角、咽部食管后壁的下咽缩肌斜行部和环咽肌横行部之间形成的解剖学上薄弱部分，呈凹陷性憩室。
- 穿孔发生，可在内镜检查结束后出现疼痛、颈部肿胀、发热等症状。
- 怀疑穿孔时，可行颈部、胸部 CT 检查，确认气肿。也可行食管造影明确。
- 确诊穿孔后，应禁食并给予抗生素治疗。小穿孔可经保守治疗好转，如穿孔导致脓肿形成或纵隔炎等重症时，建议在 24 小时内行引流或手术缝合穿孔部位。

☞ 重要提示点

☑ 进镜时如遇阻力，切不可盲目进镜，应回拉内镜确认方向后再重新进镜。

☑ 通过回拉镜身调整镜身角度后再进镜就变得容易。

☑ 在入口处如果遇到阻力，可令患者做吞咽动作，也有利于镜身顺利进入管腔。

■ Mallory-Weiss 综合征（贲门撕裂综合征）

- 呕吐反射引起食管 - 胃结合部胃黏膜的撕裂伤。
- 由于进镜时发生剧烈呕吐，或在检查过程中过度送气导致胃黏膜过度扩张而发生。

特别注意！

▶ 初学者进镜通过幽门时因过度送气而发生 Mallory-Weiss 综合征应时刻注意送气量。

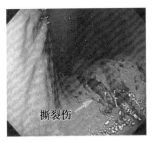

图 5-23　Mallory-Weiss
综合征

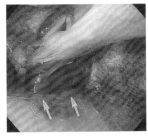

图 5-24　咽部充血

- 胃过度扩张时胃小弯处的胃黏膜容易发生撕裂，特别是合并有重度胃黏膜萎缩的高龄患者（图 5-23）。
- 撕裂处持续性出血时可以用止血夹夹闭。

> **☞ 重要提示点**
>
> ☑ 检查结束后，裂伤部位几乎不会发生再出血。尽管如此，也有必要告诉患者饮食、饮酒等注意事项，应给予胃黏膜保护剂。

■ 咽部血肿

- 进镜时或检查中，因被检者呕吐反射会使镜身触碰咽部而发生血肿（图 5-24）。

> **☞ 重要提示点**
>
> ☑ 对于咽部血肿无需特别处理，但要向患者说明，检查后咽喉可有不适感或痰中带血丝等症状。

专家心得体会

道田知树

熟练高超的技巧

针对如何能给患者提供良好医疗,因患结肠癌 30 岁就病逝的年轻的森喜子先生借自己住院的经验对即将进入临床实习的医生提出了宝贵的建议:①高超的技艺;②尽早的处置;③通俗易懂的讲解;④忠实诚恳。

内镜诊疗是患者最容易感受到操作者水平差异的领域,能否给患者带来技艺高超的、轻松的、快速的、正确的检查十分重要。

森喜子先生在演讲中说到,**要提高技艺水平**,必须从日常的努力开始,经验不会均等的分给每一个人,看到别人技巧好时需要在自己头脑中模仿,想着轮到自己时能否也能那样顺利完成。不能顺利完成时需要反省自己哪里做得不好,**只有自我反省才会有下一次机会,要让自己一直做好迎接下一次机会的准备**。总之,在日常的诊疗中要取得上级医生及周围同事的信赖,要让他们有"**下次应该给他一个机会**"的想法,这样就有更多的机会降临到自己身上了。

第六章

活检的方法

小田一郎

1. 活检目的

- 为钳取一部分病变组织作病理学诊断,确认病变的性质。
- 不能简单的依赖活检得到诊断,而是需要在活检前仔细观察。首先做出内镜下病变性质的判断及相应的鉴别诊断,推测可能得到的病理诊断结果,活检的结果对治疗方案确定有着怎样的影响,明确活检的目的。
- 另外,实际的病例就是"活的教科书",活检诊断与临床诊断的对比能回答临床的疑问,有助于解决临床的问题,一定要反馈活检诊断结果,对活检诊断水平及内镜诊断水平的提高都是有益的。

☞ **重要提示点**

☑ 为了得到正确的病理诊断,需要准确钳取目标病变,而且标本需要具有足够大的体积。

2. 胃的活检

- 通常内镜检查发现病变后需结合色素内镜及 NBI 放大内镜观察判断病变是肿瘤性病变或非肿瘤性病变。如果是肿瘤性病变,需进一步鉴别是上皮来源肿瘤还是非上皮来源肿瘤。如果是上皮来源的肿瘤,需要鉴别是腺瘤或是癌,如果是非上皮来源肿瘤,需要鉴别是平滑肌瘤或脂肪瘤或间质细胞瘤(gastrointestinal stromal tumor, GIST)或恶性淋巴瘤等。
- 除了内镜容易诊断的不需要治疗的非肿瘤病变和良性肿瘤以及活检困难的 GIST 外,几乎所有的病变必须进行活检,根据其组织病理学诊断结果,来确定治疗方案。

特别注意!

▶ 当活检诊断（表6-1）和内镜诊断不一致时，应该再次复查。同时有必要与病理医生沟通。另外必须注意在Group2里，包含了非肿瘤病变及不能排除癌变的病变，在Group3里面也包含有恶性度很高的病变。

a. 隆起型病变

● 在上皮来源隆起型病变中有必要鉴别是腺瘤还是癌。需要在发红的部位、不规则的表面黏膜改变等怀疑癌变部位钳取活检（图6-1）。

表6-1　胃活检组织诊断分型（Group分型）

GroupX	活检组织不规范，不能作出诊断
Group1	正常或非肿瘤病变
Group2	很难判断是肿瘤性（腺瘤及癌）或非肿瘤性病变
Group3	腺瘤
Group4	确定性肿瘤病变，怀疑癌变
Group5	癌

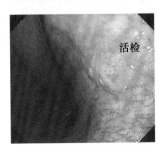

图6-1　Ⅱa型早期胃癌的活检部位

从发红部位（→）钳取组织

2. 胃的活检

● 在非上皮来源隆起型病变中，GIST 的诊断较难。当肿瘤破溃形成溃疡时，可在该处钳取活检。在未形成溃疡时，很难通过活检做出诊断，这时需要行超声内镜检查，或超声内镜引导细针穿刺吸引组织活检（endoscopic ultrasound-guided fine needle aspiration, EUS-FNA）。

b. 凹陷性病变

● 需要对小的 IIc 和糜烂及充血，IIc+III 和良性溃疡，未分化型 IIc 和 MALT 淋巴瘤，II型、III型进展期胃癌和弥漫性大细胞型 B 细胞淋巴瘤等，分别进行鉴别诊断。

● 用常规白光观察加上色素内镜以及 NBI 放大观察，认定是癌性病变时，需在该部位定位活检（图 6-2）。

● 对于黏膜下病变以及浸润性病变应准确钳取暴露于表面的组织。

　　①IIc+III：不是钳取III的溃疡部位，而是钳取IIc部位的组织（图 6-3）；②伴有溃疡瘢痕的IIc：不是钳取溃疡面

第六章 活检的方法

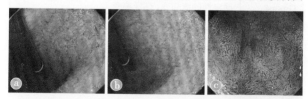

图 6-2　IIc 型早期胃癌

a. 白光观察，可见局限性发红；b. 色素内镜下可见不规则的浅凹陷性病变；c. NBI 放大观察，可见微血管呈不规则（irregular microvascular pattern）的改变及边界线形成

的再生上皮，而是钳取ⅡC部位的组织（图6-4）；③**未分化型的ⅡC**：应避开残留的黏膜，钳取明显凹陷部位的组织（图6-5）；④**Ⅱ型、Ⅲ型进展期癌**：应该钳取暴露于表面的肿瘤组织（图6-6）而非钳取周边隆起的非肿瘤黏膜覆盖区域以及被坏死组织覆盖的溃疡部分。

2.

胃的活检

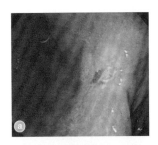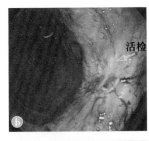

图6-3 ⅡC+Ⅲ型早期胃癌的活检部位

a. 白光下溃疡周围褪色区域；b：色素内镜下可观察到溃疡周围的ⅡC型改变（→），活检应在ⅡC部位而非Ⅲ型改变部位

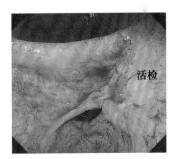

图6-4 UL+ⅡC 早期胃癌的活检部位

活检应取自ⅡC部位（→）而非再生上皮区域

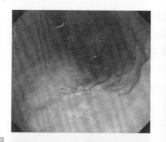
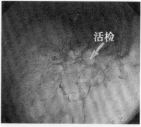

活检

图 6-5 未分化型早期胃癌的活检部位

不要钳取残留黏膜，而应该在明显的凹陷处（→）钳取组织

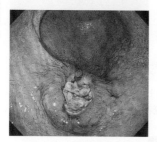
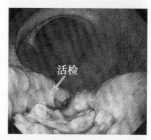

活检

图 6-6 Ⅱ型进展期胃癌的活检部位

从高于黏膜表面的肿瘤部分（→）钳取病变组织

记录页

☞ **重要提示点**

☑ 为确保取到足够大小的活检组织标本必须熟悉以下
技巧。①活检钳不要伸出太长，需靠近镜头；②胃镜
不能过度扭曲；③活检钳要垂直于病变同时下压等。

☑ 例如：对胃体部的小弯病变活检时，反转操作时几
近切线位，当活检钳轻轻触到目标部位后，稍微退回
胃镜的同时再按向下旋钮，就可以触碰到目标组织
（图 6-7）。

2.

胃的活检

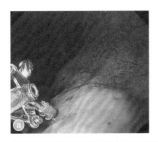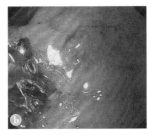

图 6-7　胃体部病变活检的技巧

a. 反转操作由于近切线方向，活检钳轻轻触碰到目标组织
时，如果直接压下活检钳，就不可能钳取到理想的组织样
本；b. 稍微回拉镜身的同时按着向下按钮，活检钳就会垂
直触碰到病变组织，这样可以获得理想的标本组织

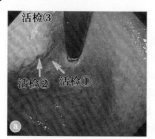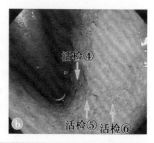

图 6-8　举例说明胃体上部后壁和中部小弯，早期胃癌两个病变的活检顺序

a. 首先钳取胃体上段后壁的病变范围外的口侧①；病变处②；病变外的肛侧③；b. 其次钳取胃体中段小弯处的病变外的口侧④；病变处⑤；病变以外肛侧⑥

c. 活检组织的钳取顺序

● 多处病变或一处病变需要钳取多个活检组织时，组织钳取的顺序应注意避开活检导致血液流动的方向（图6-8）。

● 左侧卧检查时由于重力关系，必须从胃体上部开始到胃体中部，其次胃体下部，再到胃窦部这样的顺序进行钳取组织。另外，如在胃体部，应该从大弯到小弯。如果是在胃窦部，则必须从小弯到大弯的顺序。当无法判断重力方向时，可以送水或喷洒色素的方法，根据水流动方向来确认。

d. 幽门螺杆菌感染的诊断

● 幽门螺杆菌（Helicobacter pylori）感染的内镜诊断法有快

速尿素酶实验法、显微镜镜检法、细菌培养法,这些方法都需要内镜下检查并钳取黏膜组织。

- 幽门螺杆菌在胃窦部胃炎、全胃炎或是胃体部胃炎中,其分布是不均匀的。活检时,最好是选择胃窦部的大弯和胃体大弯这两个部位(图6-9)。

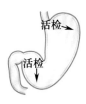

图6-9 幽门螺旋杆菌的活检诊断部位

胃窦部大弯和胃体中部到上部的大弯两处(→)所标记处活检

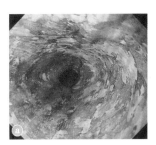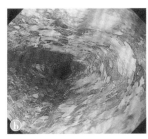

图6-10 粉红色征阳性的食管浅表癌

a. 碘染色后,多处出现不染区(斑驳样食管),前壁2cm左右的碘不染区内可见着色岛;b. 碘染色2~3分钟后,前壁的碘不染区呈粉红色征阳性

3. 食管的活检

- 对于鳞状上皮癌的诊断,通常是在内镜观察和 NBI 观察以后进行碘染色,从不染区取活检。

- 粉红色征阳性,或呈不规则形,或不染区内岛状着色,或不染区在 10mm 以上者癌的可能性很大(图 6-10)。

- 对于进展期癌的活检部位,是在碘不染区高出黏膜表面的组织,而不是在非肿瘤黏膜覆盖的隆起部位,也不是在被坏死组织覆盖的溃疡处进行活检。

- Barrett 食管异型增生,腺癌的早期诊断在欧美国家多采用沿长轴每相隔 2cm,环周 4 个象限活检,而在日本通常是在内镜观察后加上色素内镜以及 NBI 观察,只在异型增生(dysplasia)处,怀疑腺癌的部位取活检。

4. 十二指肠的活检

- 十二指肠需要进行活检的腺瘤、癌较之于胃和食管少得多。

- 由于活检,容易导致组织纤维化,即使是对有内镜切除适应证的病变应尽可能少取活检(笔者建议只取一块)。

- 有些部位,视野很难控制,活检也很困难。这时可以使用透明帽或更换前端硬部较长的内镜,交替使用推进及回拉的方法,拉直镜身,必要时使用反转镜身观察等技巧(图 6-11)。

5. 活检标本的处理

- 活检标本离体后要防止自溶、干燥等,应迅速放入装有 10%～20% 的甲醛固定液的标本瓶中。

- 有两个以上活检标本时，要在瓶身外贴上编号。
- 作为患者的识别信息如患者 ID、姓名等，在检查结束后，都要准确填写标签并贴在瓶子上，以免出错。

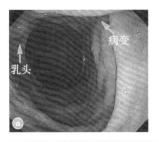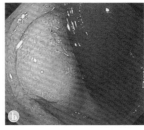

图 6-11　十二指肠上曲角附近的十二指肠腺瘤

a. 俯视观察稳定视野较难；b. 反转观察较清楚，且容易活检

6. 活检后的处理原则

- 活检后，确认没有出血方可退镜。
- 多数能自然止血，当遇到出血不止时可行内镜下止血治疗。
- 笔者的经验是，早期癌变以及非肿瘤黏膜活检时对组织黏膜的损伤较轻微，多可用止血钳夹闭止血。对于进展期癌，因溃疡基底较硬或是组织过于脆弱，用止血夹很难夹闭出血血管，此时可以选择 APC 止血或止血钳热凝固法或用局部注射止血治疗。
- 轻度的渗出性出血，可以用胃镜的前端压迫止血，或者局部喷洒凝血酶止血。

小知识

- 日本对消化道上皮来源肿瘤的病理诊断与欧美国家是不同的。在日本，有细胞异型或结构异型即诊断为癌，而在欧美国家则需同时存在黏膜固有层或黏膜下层浸润才可诊断为癌。
- 为矫正这种偏差，又提出了 Vienna 分型（表 6-2）。这样就达成了共识：欧美的高级别腺瘤几乎等同于日本的非浸润性黏膜内癌，临床上是需要治疗的病变，包括内镜治疗。

表 6-2	消化道上皮性肿瘤的 Vienna 分型
1 型	非肿瘤（negative for neoplasia/dysplasia）
2 型	非肿瘤 / 难以鉴别的肿瘤性病变（indefinite for neoplasia/dyslasia）
3 型	非浸润性低异型性肿瘤（non-invasive low-grade neoplasia）低级别腺瘤 / 异型增生（low-grade adenoma/dysplasia）
4 型	非浸润性高异型性肿瘤（non-invasive high-grade neoplasia）
4.1 4.2 4.3	高级别腺瘤 / 异型增生（high-grade adenoma/dysplasia） 非浸润性黏膜内癌（上皮内癌）[non-invasive carcinoma（carcinoma in situ）] 可疑浸润癌（suspicious for invasive carcinoma）
5 型	浸润癌（invasive neoplasia）
5.1 5.2	浸润性黏膜内癌（intramucosal carcinoma） 突破黏膜下层的浸润癌（submucosal carcinoma or beyond）

（Schlemper RJ et al：Gut **47**：251, 2000 より）

第七章

急诊内镜的原则

道田知树

1. 急诊内镜的定义

- 患者病情不稳定，不能等到普通预约的时间，需先行急诊内镜检查。检查前需要想到根据检查结果可能有后续的治疗，要做好辅助及相应的准备工作，在检查过程中还需要严密观察及管理患者的全身状态。
- 需要考虑到本次检查可能需要高水平的侵入性治疗（如活动性溃疡出血、静脉曲张出血，有时还必须考虑胆道引流等），因此要确保相关人员到位，做好充分的术前准备。

2. 急诊内镜的适应证

- 权衡紧急性和安全性的关系。
- 急诊内镜的疾病对象以消化道出血为多见，有些误吞异物（附录Ⅱ-7）、甚至可以发生穿孔及胆道疾病等，这些都可能是急诊内镜适应证。

3. 急诊内镜的流程

- 急诊内镜需要考虑从全身状态的管理到内镜下治疗的各方面的情况，因此必须确保有各级人员参与，需要包括术者、助手以及巡回护士等3～4人参加。日间的日常工作与夜间值班的工作有所不同，所以有些医疗机构有针对夜班人员呼叫到位（on call）的制度，应该在与上级医生取得联系的基础上做相应的准备工作。

表 7-1	急诊内镜流程
检查/治疗前	收集患者信息,对患者告知并取得知情同意(签署同意书),准备器械[内镜、高频电装置、附件(止血钳、圈套器)等]
检查/治疗中	辅助治疗,患者护理
检查/治疗后	术后管理

表 7-2	治疗前必须询问的既往史和现病史
消化系统疾病	穿孔史、有无肠梗阻、既往有无腹部手术史及放射治疗史等
循环系统疾病	缺血性疾病(心梗、心律不齐、心功能不全、高血压等)、腹主动脉瘤、有无心脏起搏器、既往是否有人工瓣膜手术史
呼吸系统疾病	哮喘、慢性阻塞性肺病
与术前准备相关的疾病	前列腺肥大、青光眼、糖尿病、药物过敏史
常用药物	抗凝药、抗血小板药、上述疾病的治疗药物
其他	药物过敏史以及禁忌药物、抗精神病药、饮酒史、有无感染性疾病

4.

急诊内镜的准备

4. 急诊内镜的准备(表 7-1)

- 内镜检查之前对可能的疾病进行预判,做好必要的准备。
- 尽可能对表 7-2 中所示的病种进行问诊及评估,在内镜检查之前掌握患者的病情,预先充分收集相关信息如(X

线、血液检查、CT 检查等)。

- 确保全身治疗所需要的输液血管通路及输血准备。同时要准备好适当型号的内镜(带附送水功能的内镜),安装先端帽、水泵、高频电装置、电凝止血钳、止血夹、局部注射用药等(表 7-3)。

表 7-3　导致上消化道出血的疾病及其紧急治疗

食管静脉曲张	内镜下曲张静脉套扎术(EVL)
溃疡(消化性、药物性)	止血术(止血夹钳夹、高频电热凝固)、氩离子束凝固术(APC) 无水酒精 / 肾上腺素 / 高渗盐水局部注射法(HSE)
内镜治疗后	止血术(止血夹钳夹、高频电热凝固)
Mallory-Weiss 综合征	一般可临床观察

- 对于出血病例,可参考以往日本消化道内镜学会发布的《内镜止血指南》(表 7-4、表 7-5)。

表 7-4　根据出血性状推测出血部位

呕血	咖啡渣样	胃内短暂残留血液
	鲜红色	来源于食管或胃、十二指肠大量出血
便血	黑色	上消化道出血
	暗红色	右半结肠或小肠出血
	鲜红色	降结肠至近肛门附近出血

表 7-5　对于出血病例内镜检查时的注意事项

- 维持消化道出血患者的全身状态及抗休克治疗
- 急诊内镜时必须告知患者并签署知情同意书
- 根据预测诊断选择相应治疗
- 内镜止血
  - 全身监护措施
  - 准备设备的装置及需要的治疗器械
  - 保持视野清晰（清洗、变换体位、安装先端帽）
  - 止血法（钳夹、酒精注射、高频热凝固、APC）
- 术后护理（禁食、H2 受体拮抗剂 /PPI、复查、确认止血）

5. 患者知情同意书

- 需要充分告知因出血导致全身状态不良，内镜检查是一种侵入性检查，对患者也是一种打击。另外在内镜检查前须要告知有可能出现内镜止血不成功而需要包括外科手术在内的其他方法止血的可能性。

记录页

专家心得体会

山本赖正

欲速则不达

内镜检查的技巧达到一定程度时，就要瞄准下一个目标——**内镜治疗（EMR，ESD 等）**。在观摩学习了其他一些操作演示专家的操作技巧后当然都希望自己也能早一天尝试实际内镜操作治疗。

但是，当自己尚未达到可胜任这些治疗（自己的治疗还需要在上级医生的指导下进行）做超出自身能力的治疗内镜时无论对患者还是术者都是不幸的，如果发生了并发症或者不能处理的意外状况发生时，其结果会大大打击内镜医生的自信心。

内镜治疗所必须掌握的基础技能，几乎都包含在内镜检查中。如能拍摄确切诊断的照片，**掌握确切的活检部位，手术之前的标记部位（墨汁标记，止血夹的夹钳）等操作**。

这些最基本的操作，如果不太熟练，遇到治疗时需要特殊的操作而之前并没有掌握的情况下需要及时把内镜交由上级医生继续完成。

如果对基本操作非常熟练，从哪怕只是一例的病例中也能吸取很多经验，有了这样的基础，上级医生可以在短时间内提供给你更多的治疗机会，那么你反而会进步得更快，达到较高的水平。

内镜治疗不过是很多病例的长期积累，再高级的治疗操作也不外乎是许多基本操作的组成。**坚持不懈地反复进行基本操作，通过每一个病例积累更多的经验才是可能的捷径**，欲速则不达。

第八章

上消化道内镜检查后的
注意事项

今川　敦

1. 镇静内镜检查患者的注意事项

- 在恢复室，需要专职人员继续观察不少于 30 分钟。
- 确认呼吸、血压、脉搏等生命体征正常的同时，还应与患者对话，确认应答无误。
- 高龄患者代谢迟缓，要特别注意检查后是否有发生误吸的风险。
- 检查当日应禁止开车、骑摩托或骑自行车。同时也禁止饮酒。
- 地西泮（安定）给药后有时会发生血管炎及血管痛，检查前必须有所说明并有预案，必要时请皮肤科会诊。
- 苯二氮䓬类药物有时可产生呼吸抑制或过度镇静，可使用拮抗药氟马西尼拮抗，一般首次剂量 0.2mg，缓慢静脉注射。约 1 分钟见其睁眼、体动等可以判为有效，如果无效，继续以 0.1mg 的剂量递增使用。

特别注意!

▶ 氟马西尼半衰期约为 50 分钟，比苯二氮䓬类药物要短，因此有可能需要再次镇静。

2. 普通检查患者的注意事项

- 局部麻醉后会对进食和饮水有影响，建议在检查结束 2 小时后，再开始正常的进食和饮水。
- 抗胆碱药（肌肉松弛剂）使用后有眼睛畏光感（光刺眼），检查后不要马上开车。

- 抗胆碱药及镇痛药使用后，增加尿潴留的风险。
- 要注意高龄患者长时间的检查可能增加误吸的风险。

3. 病理活检患者的注意事项

- 活检后要注意有无出血的症状如恶心、呕吐、脉率增加、头晕、黑便等症状。
- 对于服用抗凝药的被检者，出血时尤应谨慎处置。
- 嘱咐患者检查当日不要进行剧烈的运动，并避免饮酒。
- 应告知患者需数日后才可取得病理报告，对门诊患者，应预约在病理结果出来后再前来复诊。

记录页

小知识

● 对内镜检查时发生的休克需要鉴别：①大量出血（失血性休克）；②迷走神经反射（神经源性休克）以及③过敏性休克。无论何种休克，应立即召集相关人员就位，确保静脉通路通畅，快速输液，弯曲上肢，抬高下肢，吸氧（10L/min），并做好气管插管的准备。

①失血性休克并发脉率增加时，应首先输液、输血，待生命体征稳定后有可能的情况下做内镜下止血治疗；②迷走神经反射（神经源性休克）的原因多为大量的气体使腹腔内压升高以及内镜插管操作牵拉内脏所致，并可见心动过缓。应进行充分的补液，腹腔抽气去除病因，可使用盐酸阿托品（0.5～1.0mg）静脉注射；③过敏性休克，多有打喷嚏、喘鸣、打哈欠，可见皮肤改变（红疹、血管性水肿、瘙痒感等），需确认是否有气道梗阻（咽部、喉部水肿）。首先以肾上腺素 0.1mg 静脉注射（每隔 2 分钟）或用 0.3mg 肌肉注射；之后用氢化可的松、H1 受体拮抗剂盐酸苯海拉明 30mg 静脉注射，H2 受体拮抗剂盐酸雷尼替丁 50mg 加 20ml 生理盐水稀释后静脉注射。

第九章

上消化道内镜检查相关的
医学文书书写

道田知树

- 上消化道内镜检查过程,按顺序需要书写的文书包括:①内镜检查申请单;②内镜检查(镜下表现)报告单;③病理检查申请单。最后根据上述文书要点总体做出内镜检查报告。

- 所有报告的术语均需遵照《食管癌处理规范》《胃癌处理规范》《消化内镜术语集》规范使用。还有,因为书写空间有限,可以规范的使用记号或缩略语,重要的是,这种写法与其他人员的写法应一致。

1. 内镜检查申请单的书写方法(图 9-1)

- 通常需记录的项目包括患者的信息(姓名、性别、年龄、ID 号)、检查项目、初步诊断,检查目的等几项。除通过内镜下表现可引出临床诊断的记录外,同时需要记录与安全性有关的必要信息,如服药史、药物过敏史、感染史、出血状况等(表 9-1)。

第九章 上消化道内镜检查相关的医学文书书写

依赖情報画面	上咽内视镜检查			
病名(B)	巴雷特食管癌复发治疗后		姓名	内科秋子
			患者ID	7654321
检查目的(K)	2012年3月行Barrett(巴雷特)食管癌ESD术,术后病理提示水平切缘阳性,浸润至SM2层,临床随访发现原位复发。2014年2月再行内镜黏膜下剥离术,诊断病变至MM层,本次内镜的目的为半年随访检查		性别	女性
			年龄	63
			身高(H)	156.2cm
			体重(W)	46.7kg
			药物过敏(A)	<无>
			感染状况(I)	<有>
关闭	清除(R)		本科最新(D) 检查前录入(F)	确定(V)

图 9-1　内镜检查申请单(示例)

表 9-1　应该掌握的患者信息

- 检查前用药的禁忌证
  - 抗胆碱药（心脏疾病、青光眼、前列腺肥大）
  - 胰高血糖素（糖尿病）
- 药物过敏史
- 出血倾向
- 感染
  - 乙型肝炎、丙型肝炎、HIV
- 口服药
  - 糖尿病（包含胰岛素）治疗药、高血压治疗药、冠心病治疗药、强心药、抗心律失常药、抗血小板药、抗凝药
- 其他
  - 既往检查信息、镇静药物使用史、是否妊娠以及身体是否出现麻痹等

表 9-2　上消化道内镜检查前注意事项（有时属于禁忌证）

- 严重的呼吸系统疾病及循环系统疾病
- 穿孔，肠梗阻等
- 咽部与食管上部狭窄或闭塞
- 误服强酸、强碱等

表 9-3　内镜能够诊断的主要食管、胃疾病

食管	<ul><li>食管炎（反流性、药物性等）</li><li>食管静脉曲张</li><li>肿瘤（上皮性：食管癌；非上皮性：平滑肌瘤等）</li></ul>
胃	<ul><li>胃炎（急性胃炎，慢性胃炎）</li><li>胃溃疡</li><li>肿瘤［上皮性：息肉（增生性、胃底腺性）、腺瘤、胃癌；非上皮性：平滑肌瘤、恶性淋巴瘤等］</li></ul>

特别注意！

▶ 表 9-2 中所列的疾病，有时属于禁忌证。

1.
内
镜
检
查
申
请
单
的
书
写
方
法

- **检查种类：** 上部消化道内镜（经口 / 经鼻，超声内镜，食管碘染色）、ERCP、小肠内镜等，急诊内镜需单独联系。
- **临床考虑疾病：** 记录基础疾病名称和本次需要内镜检查所怀疑的疾病。前者为检查中可能发生并发症的危险因素。如：肺气肿（COPD）、心衰、缺血性心脏病、脑血管病、肾功能不全、肝硬化等。后者如表 9-3 中所列的食管、胃的病变为在检查中需要鉴别的疾病名称，检查目的。
- **检查目的：** 要记录成为检查的理由如患者有主诉症状、有检查异常或需要随访等，内镜治疗史、手术史、幽门螺旋杆菌治疗史、过敏史等均需记录。有镇静要求的以及需要口服抗凝血药的要记在明显的位置，有必要做幽门螺旋杆菌的检查和免疫染色法检查的可以明确指定。

☞ **重要提示点**

☑ 明确通过内镜和病理要了解的信息，提供必要的与诊断有关的临床信息。

☑ 内镜使用种类（经鼻内镜、超声内镜、放大内镜、小肠内镜）和准备器械（二氧化碳、EUS 探头等），进镜方式，是否需要专科医生指导检查等均需细致的考虑。

2. 内镜检查报告单的书写方法（图 9-2）

- 内镜检查（内镜下表现）报告单包括综合诊断、内镜所见、报告时间、报告人、内镜图像、病理检查结果等内容。内镜科应有图像电子储存系统并有专用软件系统，将专业术语设置下拉式选择，用统一的格式记录书写，可以通过不同的检索项目系统实现。个别医疗机构采用手写报告形式。

报告日期	2014年4月20日 17时58分
报告人	南江堂 太郎　　　　上消化道内镜检查报告
报告	第2次（期间报告）
患者卡号	1234567　　　　　　**性别**　　　女　　**出生年月** 1932年12月15日
患者姓名	上部 镜子 shangbujingzi　　**检查时年龄** 81　**住院/门诊**　门诊

申请医生	门京 花子　　　　　　　　　　　**申请科室**　内科
申请病名	Barrett 食管腺癌内镜黏膜下剥离手术后、吞咽困难综合征、非结核抗酸杆菌感染症
申请原因	2013年10月25日实行内镜黏膜下剥离术，非治愈性切除（sm2000μm浸润，胃侧切缘阳性）。由于全身状态不佳，需确认是否发生狭窄或腺癌复发等，为此申请检查

检查种类	上消化道内镜检查　　　**检查项目**　上消化道内镜检查
检查日期	2014年4月17日　　　　　　**操作医生**　南江堂 太郎

综合诊断	[主]（食管）内镜治疗后瘢痕形成
	[副] 食管 Barrett 食管
	[副]（胃）增生性息肉，山田IV型(有蒂型)
	[食管]
诊断信息	部位：距门齿35cm，12点方向
	性质诊断：Barrett食管
	说明：从EGJ食管胃结合部上7cm（距门齿35~42cm）全周性巴雷特黏膜，距门齿35cm处12点位置见轻度隆起，取活检标本送病理检查，以确认是否巴雷特食管腺癌。
	处理：活检 2. 喷洒靛胭脂
	病理诊断：Group 5，adenocarcinoma
	部位：下部
	性质诊断：内镜治疗后瘢痕
	说明：未见明显狭窄及局部复发病灶
	处理：色素染料靛胭脂的喷洒
	（胃）
	部位：胃底部
	大小：5mm
	性质诊断：增生性息肉（山田IV型，有蒂型）
	说明：之前从未发现的有蒂息肉，腺管开口不清晰，活检为非胃癌
	处置：活检标本 1.喷洒靛胭脂
	病理诊断：息肉 Group1、胃底腺息肉（十二指肠球部）
	性质诊断：未见异常

检查后医嘱 需要治疗

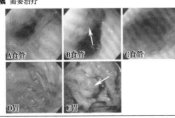

A食管　B食管　C食管

D胃　E胃

图 9-2　内镜检查报告（示例）

2.

内镜检查报告单的书写方法

- 内镜所见的记录项目包括：观察范围和异常所见。观察范围：可选择以下部位［咽喉部、食管、胃、十二指肠（球部、降段、水平段）、空肠等］。异常所见：应该更详细的描述部位、大小、所见诊断、病变性状、性质诊断、肉眼分型、预测的病变深度、鉴别诊断，以及所进行的处理、检查后的建议、并发症等。

- **部位**：食管（上、中、下部），食管 - 胃连接部，胃（上、中、下部 / 前壁、后壁 / 大弯、小弯）、管状胃、残胃、吻合口等专业术语。

- **内镜下所见诊断**：使用专业用语来描述异常改变。如充血、糜烂、溃疡、瘢痕、隆起、凹陷、褪色区、出血、易出血性、肿瘤、黏膜下隆起、胃外压迫型、静脉曲张、狭窄、皱襞集中、伸展不良、疝等。

- **病变性质诊断**：除了观察不充分或无异常外，应具体记载如表 9-4 中所示的肿瘤或非肿瘤的诊断。

- **处理**：活检、标记、色素喷洒、NBI、内镜下息肉摘除术、黏膜切除术、黏膜剥离术、止血术、结扎术、硬化治疗、扩张术等。

- **检查后建议**：明确下一次随访时间，检查时如有出血、穿孔，或有循环系统或呼吸系统的并发症时，应详细记录。

第九章 上消化道内镜检查相关的医学文书书写

☞ **重要提示点**

☑ 内镜检查时，需预先考虑好必须观察的项目。

☑ 需要进行内镜下治疗时，需参考各种操作指南及规范，记录时应完整记录作为适应证的项目不要遗漏。

表 9-4　内镜检查病理性质诊断

食管	肿瘤	浅表食管癌、进展期食管癌、残留复发、多脏器癌浸润、异型上皮增生、食管乳头状瘤、黏膜下肿瘤
	非肿瘤	食管裂孔疝、反流性食管炎、食管静脉曲张、Barrett 食管、溃疡、异位胃黏膜、Mallory-Weiss 综合征、食管炎、食管憩室、食管黏膜糖原颗粒沉积症、贲门失弛缓、内镜治疗后、食管手术后
胃	肿瘤	增生型息肉、胃底腺息肉、腺瘤、早期胃癌、进展期胃癌、胃癌残留复发、多脏器癌浸润、恶性淋巴瘤、MALT 淋巴瘤、类癌、黏膜下肿瘤
	非肿瘤	急性胃炎、慢性胃炎（萎缩性、浅表性、糜烂性、肠上皮化生）、胃溃疡［出血性、穿孔性、多发性、分期（A1, A2, H1, H2, S1, S2）Dielafoy 溃疡］、海尖线虫（胃寄生虫）感染、毛细血管扩张症、黄色瘤、胃静脉曲张、憩室、内镜治疗后、胃手术后

3. 病理申请单的书写方法（图 9-3）

- 病理检查是对内镜诊断的确认与证实，在此基础上做出综合内镜报告，因此在病理申请单上必须明确写明内镜下所见及诊断。

- 病理申请单应包括患者姓名、性别、年龄、ID 号、病理标本采取方法、标本来源、申请医师姓名、申请日期、检查种类、检查目的、临床诊断、治疗记录，以及内镜所见等项目（表 9-5）。有一些医疗机构为手写，但大部分医疗机构都是在电子病历上使用专用软件，采用下拉式的方法选择并记录专业术语。

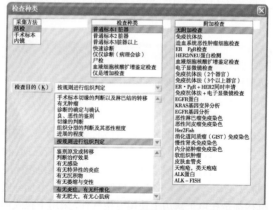

图9-3 病理申请单举例

表9-5 病理申请单加载内容

检查种类	内镜活检、内镜切除、细胞学诊断（胰液以及胆汁）、借用标本诊断 ※ 消化道间质瘤的诊断在常规 HE 染色基础上加免疫组化
检查目的	有无癌症、良性恶性的鉴别、组织切缘的判定、确定诊断、判断组织学分型•恶性程度、进展程度、原发还是转移、治疗效果的评判、是否有感染、是否有沉着物等 ※ 传递有关"通过病理检查，想知道什么？"的重要内容
临床诊断	不但要记录内镜检查后的诊断，也需要提供与病理检查有关的基础疾病的信息
治疗记录	上消化道内镜检查异常，腹痛待查，胃癌术前检查，内镜治疗后随访 ※ 如有必要对幽门螺旋杆菌等项目进行检查，需另外记录
内镜所见	按规范记录大小、形状、深度等，把观察结果尽可能用图示标出具体活检部位（既可一目了然，又有利于今后的内镜治疗） ※ 如有必要对幽门螺旋杆菌等项目进行检查，需另外记录

☞ 重要提示点

☑ 病理检查，无非就是要确认在内镜检查中所作的内镜诊断是否正确，因此必须给病理医生提供确切的临床诊断信息及病理检查目的。

☑ 需要与前次的病理检查作对比时，必须提供上次病理检查的号码。

☑ 内镜诊断和病理诊断不一致时一定要亲自去看病理切片。

3.

病理申请单的书写方法

记录页

附　录

I 诊断指南

藤城光弘

1. 内镜下所见的鉴别诊断

☐ 单发　多发
☐ 局限性　弥漫性
☐ 红色　白色　正常颜色（与周围颜色一致）
☐ 凹陷　溃疡　平坦　隆起　混合形态

2. 内镜形态的鉴别诊断

☐ 上皮性肿瘤
☐ 黏膜下肿瘤
☐ 黏膜下肿瘤样病变
☐ 先天性病变
☐ 血管性病变
☐ 炎症性病变

3. 主要病变的鉴别诊断

a. 食管病变

☐ 食管憩室
☐ 异位性胃黏膜（食管胃黏膜异位症）
☐ 血管扩张症
☐ 孤立性静脉瘤
☐ 食管腺囊肿

☐ 糖原颗粒沉积症
☐ 食管裂孔疝
☐ 反流性食管炎
☐ Barrett 上皮　Barrett 食管
☐ 乳头状瘤
☐ 颗粒细胞瘤
☐ 食管息肉（其他）
☐ 食管念珠菌症
☐ 嗜酸细胞性食管炎
☐ 食管炎（其他）
☐ 食管静脉曲张
☐ Mallory-Weiss 综合征
☐ 贲门失弛缓症
☐ 黑色素瘤
☐ 低级别上皮内瘤变
☐ 浅表性食管癌
☐ 进展期食管癌
☐ 食管胃连接部癌　Barrett 腺癌
☐ 癌肉瘤
☐ 恶性黑色素瘤
☐ 平滑肌瘤
☐ 黏膜下肿瘤（其他）

b. 必须鉴别的胃病变

☐ 胃憩室
☐ 线状寄生虫症

- □ 胃石症
- □ 黄色瘤
- □ 肠上皮化生
- □ 圆形红斑　血管扩张症
- □ 胃窦部毛细血管扩张症（DAVE, GAVE）
- □ 门静脉高压性胃病
- □ 胃静脉曲张
- □ 急性胃炎（AGML）
- □ 萎缩性胃炎
- □ 自身免疫性胃炎
- □ 痘疹样胃炎
- □ 疣状胃炎
- □ 肥厚性胃炎
- □ Menetrier 病
- □ 息肉状囊泡性胃炎
- □ 嗜酸细胞性胃肠炎
- □ 胃炎（其他）
- □ 胃溃疡或溃疡瘢痕
- □ Dieulafoy 溃疡
- □ 胃底腺息肉
- □ 胃增生性息肉
- □ 胃息肉（其他）
- □ 腺瘤
- □ 早期胃癌
- □ 进展期胃癌
- □ 胃 MALT 淋巴瘤

- □ 胃恶性淋巴瘤
- □ 胃类癌
- □ 胃 GIST
- □ 胃平滑肌瘤
- □ 异位胰腺
- □ 胃黏膜下肿瘤（其他）
- □ 消化道息肉病

C. 十二指肠病变

- □ 十二指肠憩室
- □ 胃上皮化生　异位胃黏膜
- □ 黏膜下囊肿
- □ 多发性淋巴滤泡增生
- □ 淋巴管增生
- □ Brunner 腺增生
- □ 血管扩张症
- □ 十二指肠静脉曲张
- □ 十二指肠炎
- □ 十二指肠溃疡 / 溃疡瘢痕
- □ 十二指肠息肉（其他）
- □ Brunner 腺瘤
- □ 普通腺瘤
- □ 浅表性十二指肠癌
- □ 进展期十二指肠癌
- □ 十二指肠恶性淋巴瘤
- □ 十二指肠类癌

□ 淋巴管瘤
□ 十二指肠 GIST
□ 十二指肠黏膜下肿瘤（其他）
□ 乳头部肿瘤
□ 吸收不良综合征

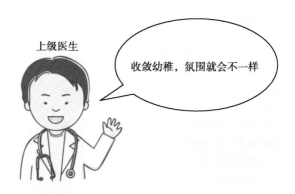

Ⅱ 了解上消化道内镜治疗

今川 敦,小田一郎,山本赖正

1. 食管静脉曲张的治疗(EVL,EIS)

● 食管静脉曲张的内镜治疗术:①内镜下曲张静脉套扎术(endoscopic variceal ligation,EVL);②内镜下曲张静脉

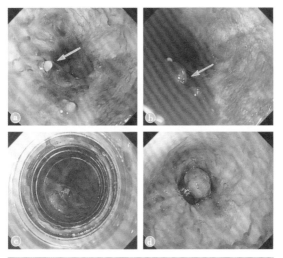

附图Ⅱ-1　急诊EVL病例

a. 8点方向曲张的食管静脉(F1)上有白色血栓(→);

b. 呕吐反射后发生喷射状出血,可确认出血点(→);

c. 装置EVL器械后;d. EVL完成后,确认止血

硬化术（endoscopic injection sclerotherapy，EIS）；以及两者结合的③内镜硬化套扎联合治疗（endoscopic injection sclerotherapy and ligation，EISL）。

a. EVL

- 食管静脉曲张破裂时主要使用 EVL，其手术技巧容易掌握，对患者的影响也较轻。
- 急诊胃镜检查时确认出血点，或者判断出血间期形成的红色血栓（red plug）和白色血栓（white plug）非常重要（附图Ⅱ-1）。

b. EIS

- 可用于形态为 F2，红色征（RC）2 个以上的食管静脉曲张病例的预防性治疗。分为曲张静脉内注射和曲张静脉旁注射两种方法。通常是选择尝试曲张静脉内注射法。

《曲张静脉内注射法》

- 使用药物：5% 单乙醇胺油酸盐（monoethanolamine oleate）（食管静脉曲张硬化治疗剂，5%EO）。
- 将水溶性造影剂与 5%EO 混合后，注入曲张静脉内。通过破坏血管内皮，在曲张的血管内部形成血栓而闭塞曲张的静脉，治疗时要确认曲张静脉显影，在门静脉汇入前注入。
- 通常需要在 1～2 周之间重复 2～3 次治疗。可通过观察血管内是否注入足量的硬化剂判断治疗效果。

※ 溶血导致血红蛋白尿是造成肾损伤的原因，增加肾脏的负担，因此在使用硬化剂之前，应该预先检测肝肾功能。

《曲张静脉外注射法》

- 食管曲张静脉硬化剂可使用 1% 聚多卡醇（polidocanol）（1%AS）
- 直接穿刺到曲张静脉旁的食管黏膜内，使周围黏膜硬化达到使静脉曲张消失的目的。对静脉内注射后的硬化不良导致复发的病例，再次注射比较困难时可使用曲张静脉旁注射法。
- 两者联合使用疗法（EISL）是在曲张静脉内注入 5% 的 EO 后对穿刺部位施行套扎术。这需要熟练的手术技巧，且要防止穿刺部位的出血，另外还必须防止硬化剂侧流入口而影响效果。

记录页

_____

_____

_____

_____

_____

_____

_____

II

了解上消化道内镜治疗

2. 胃十二指肠溃疡止血术

- 胃十二指肠溃疡的内镜止血术的适应证可按 Forrest 分型（附表Ⅱ-1，附图Ⅱ-2）的Ⅰa，Ⅰb，Ⅱa 所示。
- 日本消化内镜学会发布的《消化内镜手册》所提倡的内镜止血术的方法有：①局部止血法（无水酒精局部注射，肾上腺素高渗盐水局部注射）；②物理止血法（钳夹止血法）；③热凝固法（电热探头止血法，APC 凝固法，电凝止血钳止血法）。
- 根据出血程度、出血血管的直径、溃疡基底瘢痕化的程度以及出血部位等选择最佳的止血方法，有时需要多种方法联合应用。

☞ 重要提示点

- ☑ 溃疡基底瘢痕纤维不是很明显、出血点或血管可以直接用止血夹夹闭时可用钳夹止血法，在经内镜黏膜下层组织剥离术（endoscopic submucosal dissection，ESD）中常用的电凝止血钳止血的方法最近也被用于溃疡病所致的出血治疗，是一种非常有效的止血方法。
- ☑ 溃疡基底纤维瘢痕化程度较严重时，很难用止血夹夹闭出血点，此时可选择局部注射法，电热探头法以及 APC 等方法止血。

附表Ⅱ-1　Forrest 分型

- 活动性出血（active bleeding）
  - Ⅰa：喷射性出血（spurting bleeding）
  - Ⅰb：渗出性出血（oozing bleeding）
- 近期出血（recent bleeding）
  - Ⅱa：无出血的裸露血管（non-bleeding visible vessel）
  - Ⅱb：黑色溃疡基底，附着凝血块（adherent blood clot, black base）
- 无出血（non-bleeding）
  - Ⅲ：最近无出血痕迹（lesion without stigmata of resent bleeding）

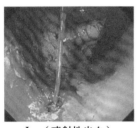

Ⅰa（喷射性出血）

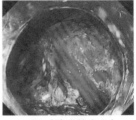

Ⅰb（渗出性出血）

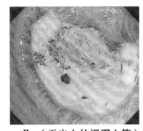

Ⅱa（无出血的裸露血管）

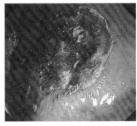

Ⅱb（附着凝血块）

附图Ⅱ-2　Forrest 分型的内镜图像

3. 内镜黏膜下切除术（EMR, ESD）

a. 息肉切除术

● 主要用于隆起性肿瘤的切除。是用圈套器将肿瘤的颈部收紧后用高频电流将隆起肿瘤切除的方法（附图II-3）。

b. 内镜下黏膜切除术（endoscopic mucosal resection, EMR）

● 主要用于平坦型肿瘤的切除。先往黏膜下层注入液体垫，用抓钳牵引出（strip biopsy 法），或透明帽吸引（EMRC 法、EAM 法），吸引管吸引（EEMR-tube 法）、用套扎装置（ligation device）结扎病变部的颈部（EMR-L 法），再用高频电流切除（附图II-4）。

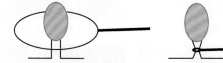

附图II-3　息肉切除术（polypectomy）

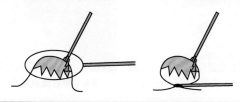

附图II-4　EMR（strip biopsy 法）

C. 经内镜黏膜下层组织剥离术(endoscopic submucosal dissection, ESD)

● 先将局部注射液注入黏膜下层,然后用高频电流,切开病变周围的黏膜,剥离病变下组织并切除病灶(附图Ⅱ-5)。

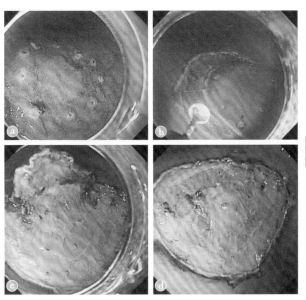

附图Ⅱ-5　ESD

a. 病变周围的标记;b. 在标记周围切开黏膜;c. 剥离黏膜下层;d. ESD术后的创面

Ⅱ

了解上消化道内镜治疗

- 对 EMR 法切除困难的较大病变或瘢痕形成的病变,均可以用 ESD 法切除。

☞ 重要提示点

☑ 息肉切除术、EMR、ESD 比较有代表性的并发症为出血和穿孔。

☑ 几乎所有的 ESD 术中都有出血发生,在治疗完成时,做好安全的止血操作至关重要。

记录页

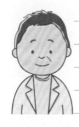

附

录

4. 球囊扩张术、探条扩张术、支架置入术

● 治疗消化道狭窄的方法包括球囊扩张术（附图Ⅱ-6），探条扩张术及支架置入术（附图Ⅱ-7）。

● 通常球囊扩张术，探条扩张术更适用于良性狭窄。最近几年更多的病例选择球囊扩张术，但对于食管次全切除后引起的颈段食管胃吻合部狭窄病例等有时候也选择

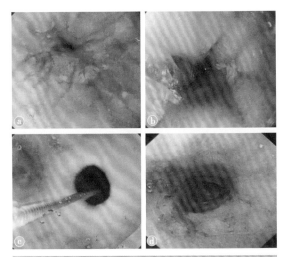

附图Ⅱ-6　食管癌根治性放化疗后的球囊扩张术治疗良性狭窄

a. 扩张前的狭窄部；b. 扩张用球囊插入到狭窄部；
c. 扩张过程中的狭窄部；d. 扩张后的狭窄部

用传统的探条扩张术。

- 支架置入术，适合于不能根治的恶性狭窄。
- 扩张术用的球囊及金属支架的插入法有两种。一种是利用这些医疗器械公司的产品配件，即顺着导丝插入到狭窄部（over the wire, OTW），另一种是通过内镜的活检通道插入（through the scope, TTS）。

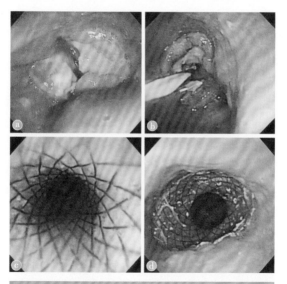

附图Ⅱ-7　不能手术的食管癌所放置的金属支架

a. 支架置入前的肿瘤部位；b. 肿瘤部位置入导丝；
c，d. 金属支架置入术后

特别注意！

▶ 狭窄部有时可有异常扭曲或轴向偏移的情况时，为预防穿孔的发生，在操作前必须了解从起始狭窄部到肛门侧的管腔走向。

☞ **重要提示点**

☑ 球囊扩张术时，开始扩张前一定要确认球囊通过狭窄部位时没有任何阻力。

☑ 探条扩张时，在插入时如果感觉到较强的阻力，必须换成小一号管径的探条，而且必须在透视下插入。

记录页

II
了解上消化道内镜治疗

5. 肠梗阻导管的置管术

- 置入肠梗阻导管是为吸引梗阻部位的肠管内潴留液体，达到肠管减压或疏通梗阻为目的。
- 以前是在透视下插入，最近多使用经鼻内镜和二氧化碳送气装置经内镜下置入。

a. 适应证

- 肠梗阻分为不伴肠系膜血运障碍的单纯型肠梗阻及伴有肠系膜血运障碍的复杂型（绞窄型）肠梗阻。
- 肠梗阻导管仅适用于手术后粘连所致的单纯性肠梗阻病例。而复杂型（绞窄型）肠梗阻应该进行急诊手术治疗。

b. 肠梗阻导管置入前的准备

- 在 X 光透视室准备好经鼻内镜和二氧化碳送气装置。
- 肠梗阻导管（16～18Fr，3m）、亲水性导丝（4m 以上），灭菌蒸馏水，亲水性造影剂（gostrografin），20ml 注射器，50ml 带三通管注射器。
- 将亲水性导丝以及肠梗阻导管内注满灭菌蒸馏水。

c. 置入过程

（1）经鼻内镜自鼻腔进镜至到十二指肠降段。

（2）从活检通道插入亲水性导丝，到十二指肠降段以下。

（3）透视下观察亲水性导丝持续在位，边送导丝边退镜。

（4）固定亲水性导丝的末端，将导管在透视下顺着导丝送向十二指肠。

> ### ☞ 重要提示点
>
> ☑ 这时亲水性导丝和肠梗阻导管尽可能以直线向前推进。

（5）肠梗阻插管到达导丝前端时退出导丝约 5cm，同时将肠梗阻导管向前推送 5cm，如此反复操作，尽可能将肠梗阻插管向深处推进。

> ### ☞ 重要提示点
>
> ☑ 用稀释过 3 倍以上水溶性造影剂（未加稀释的造影剂影响导丝的滑润性）注入肠梗阻导管，可以确认肠管的走行。

（6）肠梗阻导管插入到位后用灭菌蒸馏水注入球囊进行扩张。

（7）肠梗阻导管在胃中应保持 20～30cm 的弯曲长度，并固定在面颊部。

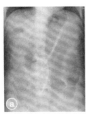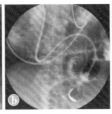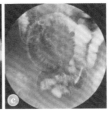

附图II-8　肠梗阻导管置入图例

a. 确认明显的小肠扩张；b. 将肠梗阻导管前端越过屈氏韧带后固定；c. 5 天后确认肠梗阻导管进入至梗阻部附近

II
了解上消化道内镜治疗

（8）次日在 X 线下确认肠梗阻导管的置入位置，如在胃内不见弯曲，则进一步插入，保持胃内有 20～30cm 弯曲长度，数日后肠梗阻导管即可到达狭窄部的上方（附图Ⅱ-8）。

记录页

6. 经皮内镜胃造瘘术

- 对经皮内镜胃造瘘术（percutaneous endoscopic gastrostomy，PEG）的需求量随着人口的老龄化以及日本推行的家庭医疗的普及日渐增加。

- PEG 的适应证包括：吞咽困难、进食障碍、反复发生的吸入性肺炎、炎症性肠病、终末期的肠管减压等。但当遇到患者自己没有决定能力及全身状态不良甚至涉及伦理的问题时还需全面考虑后再做决定。

a. 造瘘技术

- 目前有三种。Pull 法、Push 法和 Introducer 法。

- Pull 法和 Push 法有许多共同点，穿刺针很细，操作手法相对稳定，但是不足之处是内镜要插入 2 次，且腹壁固定处易发生感染。

- Introducer 法内镜仅须插入 1 次，因此腹壁固定处也不易感染。但是必须在胃壁处做固定。一般多用 Introducer 改良法，即在胃壁固定后用很细的穿刺针通过套管插入，然后用扩张器扩张窦道后再送入滑杠型按钮。

- Introducer 改良法，适用于张口困难以及颈部或食管肿瘤病变（造瘘口处无肿瘤种植转移），MRSA 感染者（避免造瘘口处感染）。

- 穿刺部位选择左季肋部脐部上方的腹直肌上。在送气让胃壁充分伸展状态时，可用手指按压指示以及内镜透光试验两种方法确定造口固定部位。

- 附图Ⅱ-9 所示是 Introducer 改良法的手术。

Ⅱ

了解上消化道内镜治疗

b. PEG 相关并发症

● **穿刺部位的出血：** 穿刺时应避开胃内可见的粗大血管，留置造瘘管后用固定底座压迫止血。必须确认没有出血后再退镜。

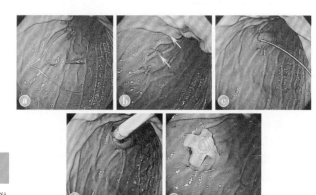

附图Ⅱ-9 Introducer 改良法

a. 将胃壁固定器刺入；b. 两个部位把胃壁固定（箭头）；c. 胃壁固定后插入导丝；d. 用扩张器扩张；e. 造瘘管留置后

● **误穿刺到结肠：** 在确认无腹膜炎等感染征象后，待造瘘口形成后再拔掉造瘘管。为预防此并发症的发生，事先要通过内镜或 CT 确认结肠的位置。

● **埋没综合征（buried bumper syndrome, BBS）：** 留置组扣型的造瘘管时要注意腹壁的厚度，当造瘘管的长度短于腹壁的厚度时，会导致胃内的固定器嵌入胃黏膜内。因此穿刺时应该测量胃壁的厚度，用稍微比胃壁厚度较长一些的造瘘管留置，留置后要确认造瘘管可以无阻力的转动。

7. 异物取出术

a. 内镜治疗的适应证

- 通过问诊了解是何种异物？形状如何？以便判断是否可用胃镜取出（参考附表Ⅱ-2）。
- 配合腹部 X 光、腹部 CT 检查，确认有无穿孔以及判断异物的位置。如有穿孔，宜请外科会诊。

附表Ⅱ-2　适合胃镜取出的异物种类

需急诊取出的	1. 有可能损伤消化管壁的异物：带钩的假牙（部分义齿）、针、带 PTP 包装的药物、鱼骨（特别是鲷鱼的鱼骨）、牙签、铅笔、玻璃碎片、剃须刀片等 2. 有可能引起肠梗阻的异物：胃石、食物团块（肉片等）、内镜切除后的巨大标本、塑料袋等 3. 有毒性的异物：干电池（锰、碱性）、纽扣型电池（碱性锰、锂、汞）等
无须急诊手术取出的（上栏记录以外的异物）	硬币、游戏机用金属球、纽扣、围棋子、玻璃球、体温表内的水银等

［赤松泰次ほか：異物摘出術ガイドライン．消化器内視鏡ガイドライン，第3版，日本消化器内視鏡学会卒後教育委員会（編），pp206-215，医学書院，東京，2006より］

150

● 手术前必须告知本人及家属紧急处理的必要性以及可能发生的并发症，并征得他们的同意。

b. 异物取出术的步骤（附图Ⅱ-10）

● 根据推断异物的种类和状况，模拟取出路径，选择恰当的必要器械。

● 取出异物时，为避免损伤消化道，可辅助应用先端帽或滑动外套管，有时也可以在内镜前端套上指套。术后需确认异物所通过的部位没有裂伤和出血。

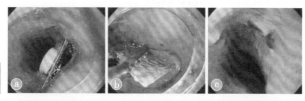

附录

附图Ⅱ-10　误吞药品包装物 PTP 举例

a. 确认 PTP 位于食管第一狭窄部附近；b. 用鳄口钳夹住装入先端透明帽内，随内镜退出取出异物；c. 再次插入胃镜观察 PTP 所在部位是否有裂伤

☞ 重要提示点

☑ 从问诊中判断是否必需紧急行异物取出术。

☑ 有必要取出时，应选择恰当的器械，事先模拟取出路径。

☑ 取出锐利的异物时要避免损伤消化道黏膜。

8. 氩离子束凝固术

- 氩离子束凝固术（argon plasma coagulation，APC）是一种非接触性热凝固法。从专用电极中发出离子形态的氩气的同时释放高频电流，使氩气产生电子束，凝固组织达到止血目的。

a. 适应证

- 适合于大范围渗出性出血。如胃窦部血管扩张症（gastric antral vascular ectasia，GAVE）以及恶性肿瘤表面出血，血小板减少引起的出血等（附图Ⅱ-11）。
- 对于喷射性出血的病例缺乏止血效果，应该考虑使用其他的止血方法。

b. 装置与功率设定

- 与单极高频发生器相同，需给被检查者安装负极板。

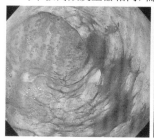
治疗前

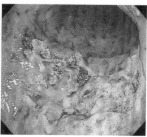
治疗后

附图Ⅱ-11　GAVE 病的 APC 止血

Ⅱ

了解上消化道内镜治疗

- 设定高频电流及氩气的流量。上消化道疾病的凝固止血功率通常设定在 40～60W，1～2L/min。
- 连接探头后按压氩气供给装置的脚踏，使探头内充满氩气。
- 现在 VIO300D 和 APC2（ERBE 公司制造）的装置均在原有模式的基础上另有两种模式。一是自动调节浅表层的喷射模式，另一种是有效的较大范围的脉冲模式。

C. 凝固止血的操作

（1）为避免专用喷管的电极弯曲损坏，应先将活检钳口的橡皮盖掀开，再将喷管电极插入活检钳管道中。

（2）为避免内镜前端被电极放电的热能损伤，插入电极时须在内镜显视屏上观察到电极的黑色环出现在画面中（附图Ⅱ-12）。

（3）专用电极的前端接近于要止血的部位，但又不会接触需要止血的组织，进行 1 秒以下间歇性放电。

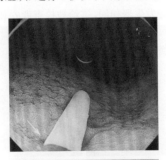

附图Ⅱ-12　APC 电极前端的图示

特别注意！

▶ 当专用电极的前端距离需要止血的组织太远时，就达不到凝固止血的目的。相反，电极前端接触到组织时，会导致氩气进入黏膜下层而发生气肿。

☞ **重要提示点**

☑ 为确保专用电极与需要止血的组织之间有一定的距离，最好在内镜前端安装透明帽。

☑ 操作过程中当氩气太多使胃扩张时要及时吸引处理。

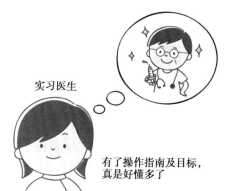

实习医生

有了操作指南及目标，真是好懂多了

III 了解肿瘤分型法

藤城光弘

1. 食管癌、胃癌的病理分型（附图III-1、附图III-2）

- 推断病变侵犯深度局限于黏膜下层内的为浅表型，也称为0型，推断病变侵及固有肌层以下者为进展型。

- 区分0-I和0-IIa型的分界标准，对食管鳞状上皮癌而言隆起高度为1mm（相当于取病理用的活检钳的半径），而对食管腺癌及胃癌而言的隆起高度为2.5mm（相当于取病理活检钳的直径）。

0型	浅表型	仅仅是轻度的隆起或凹陷	
1型	隆起型	明显的隆起，边界清晰	1型
2型	局限溃疡型	溃疡形成，环绕溃疡周围的黏膜增厚形成与周围黏膜边界较清晰的环堤	2型
3型	溃疡浸润型	溃疡形成，环绕溃疡周围的黏膜增厚，形成与周围黏膜边界不清晰的环堤	3型
4型	弥漫浸润型	既无明显的溃疡形成，也无明显的环堤形成，以黏膜增厚、僵硬为特征，病灶与周围黏膜境界不明显	4型
5型	无法分型	不能归于以上0~4型任意一型的	

附图III-1 食管癌和胃癌的大体分型

（日本胃癌学会：胃癌取扱い規約，第14版，金原出版，東京，2010より転載）

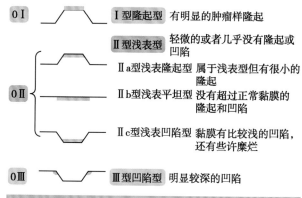

附图Ⅲ-2　浅表型癌的亚分型

（日本胃癌学会：胃癌取扱い規約，第14版，金原出版，東京，2008より転載）

- Ⅱc 和 0-Ⅲ的深度区别　Ⅱc 是指食管鳞状上皮癌的黏膜浸润深度为 0.5mm，而 0-Ⅲ是指胃癌的黏膜完全缺损（可显露非肿瘤性的黏膜下层组织）（分型参考：*Gastrointestinal Endoscopy* 58: S3-43, 2003）。
- 复合型　比较大的病变可按程度加上 '+' 的记号。

2. 食管癌、胃癌黏膜浸润深度分型（附图Ⅲ-3、附图Ⅲ-4）

- 不能判断癌的黏膜损伤深度时为 Tx，不能判断原发灶所在时为 T0。
- 食管鳞状上皮癌的浸润深度在 200μm 以内，胃癌在 500μm 以内者为 SM1。

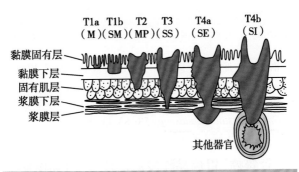

附图Ⅲ-3　食管浅表癌黏膜浸润深度的亚型

（日本食道学会：食道癌诊断·治疗ガイドライン，金原出版，東京，2012年4月版より）

附图Ⅲ-4　胃癌的浸润深度

● 浸润仅在黏膜的食管癌定义为早期食管癌，浸润到达黏膜下层的胃癌定义为早期胃癌（无论是否有淋巴转移）

（日本食道学会：临床·病理 食道癌取扱い規約，第10版補訂版，金原出版，2008/日本胃癌学会：胃癌取扱い規約，第14版，金原出版，2010）

3. 反流性食管炎损伤的分型(附图Ⅲ-5、附图Ⅲ-6)

● 黏膜损伤(mucosal break)是指肉眼可见与正常黏膜不同，而且附有白苔或充血的黏膜区域。

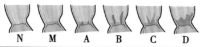

NERD	Grade N	内镜下黏膜无变化
	Grade M	黏膜色调改变
轻度	Grade A	长度小于5mm的黏膜损伤，局限于黏膜皱襞
	Grade B	至少有一处黏膜损伤在5mm以上，局部有多处黏膜破损但互不融合
重度	Grade C	至少有一处黏膜损伤，且有2条以上损伤黏膜皱襞互相融合，但是未达到全周
	Grade D	全周性的黏膜损伤

附图Ⅲ-5　胃食管反流病(GERD)的内镜分型

NERD: 非糜烂性胃食管反流病

(星原芳雄ほか：日临 58：1808，2000 より)

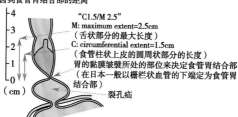

门齿到食管胃结合部的距离

"C1.5/M 2.5"
M: maximum extent=2.5cm
(舌状部分的最大长度)
C: circumferential extent=1.5cm
(食管柱状上皮的圆周状部分的长度)
胃的黏膜皱襞所处的部位来决定食管胃结合部
(在日本一般以栅栏状血管的下端定为食管胃结合部)

裂孔疝

附图Ⅲ-6　Barrett 食管的内镜分型[C&M 分型]

(Armstrong D：Aliment Pharmacolo Ther **20**：S40，2004 より)

Ⅲ

了解肿瘤分型法

4. 食管胃静脉曲张的分型（附表Ⅲ-1）

附表Ⅲ-1　食管和胃静脉曲张内镜所见的记录标准

	食管静脉曲张（EV）	胃静脉曲张（GV）
部位（L）	Ls：延伸至食管上段 Lm：食管中段可见 Li：仅局限于食管下段	Lg-c：局限在贲门部 Lg-cf：从贲门延续至胃底部 Lg-f：局限在胃底部 注：在胃体部的记为 Lg-b，在幽门胃窦部的记为 Lg-a
形态（F）	F0：治疗后无静脉曲张 F1：比较细的直线状的静脉曲张 F2：中等度串珠样静脉曲张 F3：结节状或瘤样的静脉曲张	参照食管静脉曲张
色调（C）	Cw：白色静脉曲张，Cb：蓝色静脉曲张 注：1. 紫色或紫红色的记为 Cbv 再标记 violet（V） 　　2. 有血栓化的标记为 Cw-Th 或 Cb-Th	参照食管静脉曲张
红色征（RC）	RC 可有：红晕样充血（RWM）桃红色充血（CRS）和血肿样充血（HCS）三种 RC0：完全没有红色征 RC1：少数局限性发红 RC2：发红程度在 RC1 和 RC3 之间 RC3：食管壁全周具有多处的发红 注：1. 合并毛细血管扩张时（telangiectasia），记为 Te 　　2. 按红色征形态状态，分别在 RC 之后标记 RWM、CRS 或 HCS 　　3. 即使是 F0 但有红色征可为 RC1-RC3	RC0：无红色征 RC1：具有三种红色征形态 RWM、CRS、HCS 之一者 注：胃静脉曲张无红色征程度的分级

续表

	食管静脉曲张（EV）	胃静脉曲张（GV）
出血征（BS）	活动性出血状态： 涌出性出血、喷射性出血、 渗出性出血状态： 出血停止后短时间内可见 红色血栓、白色血栓	参照食管静脉曲张 注：有的破裂处无血栓附着
黏膜表现	糜烂（E）：如有，记录为 E 溃疡（Ul）：如有，记录为 Ul 瘢痕（S）：如有，记录为 S	参照食管静脉曲张

[日本門脈圧亢進症学会（編）：門脈圧亢進症取扱い規約. 第3版. 金原出版, 東京. 2013 より作成]

5. 胃炎的分型（附图Ⅲ-7、附图Ⅲ-8）

- 按照新悉尼分型系统，内镜下胃炎的描述应包括部位及其他7项内容（附图Ⅲ-7）。

- 急性胃炎分为出血性胃炎、出血糜烂性胃炎和急性胃黏膜病变（acute gastric mucosal lesion, AGML）。慢性胃炎分为萎缩性胃炎、萎缩增生性胃炎、肠上皮化生性胃炎（肠化性胃炎）、肥厚性胃炎、糜烂性胃炎、疣状胃炎等（由于浅表性胃炎的定义不太明确，故不宜作分型）（日本消化内镜用语委员会. 消化系统内镜用语集. 第3版. 日本：医学书院, 2011）。

- 内镜下所谓的胃炎，由于与症状学及组织学胃炎尚未进行过充分的比较，因此对其名称有着不同的见解，除幽门螺旋杆菌感染在组织学方面比较确定外，其是否属于

Ⅲ

了解肿瘤分型法

慢性胃炎尚有异议,使用胃的症状或用所见到的直接描述来代替原来的"胃炎"这个病名可能更好。

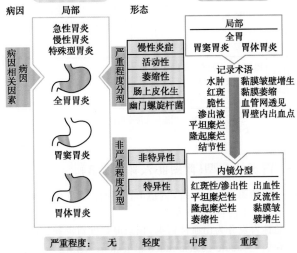

(Dixon MF et al：Am J Surg Pathol **20**：1161, 1996 より)

附图Ⅲ-7　新版胃炎分型

● 木村·竹本分型(附图Ⅲ-8)是按照萎缩性胃炎累及范围来分型的,即胃底腺分布区域的胃壁全周有残存腺体,称之为闭合型,完全没有腺体,称之为开放型。无幽门螺旋杆菌感染而且完全没有观察到有萎缩的可作为 C-O型(以上两型)的亚分型加以记录。

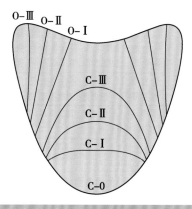

附图Ⅲ-8　木村·竹本分型

（Kimura K et al：Endoscopy 1：87, 1969 より）

6. 胃十二指肠溃疡的分型（附图Ⅲ-9）

参考 Forrest 分型（附录Ⅱ-2，附表Ⅱ-1）

活动期	A₁	（溃疡基底）厚苔附着，周围黏膜水肿，完全看不到再生上皮
	A₂	周围水肿轻，溃疡边缘明显，且有少量再生上皮、溃疡边缘的红晕及白苔较多，可见黏膜皱襞集中

续表

愈合期[*]	H₁	白苔开始变薄,可见再生上皮向溃疡内部生长,从边缘到溃疡底可见缓慢的黏膜倾斜,黏膜缺损明显,溃疡边缘像被勾勒过一样变得明显
	H₂	与 H₁ 相比溃疡面缩小,表面几乎全部被再生上皮覆盖,仅残留极少量的白苔
瘢痕期	S₁	白苔消失,溃疡表面覆盖有再生上皮,黏膜颜色较红(red scar)
	S₂	黏膜颜色与周围一样,部分形成白色疤痕(white scar)

*H₃:对仅残留大头针帽大小的白苔愈合期溃疡,也有学者将其分为大体愈合期的 H₃ 期

(崎田隆夫ほか:日消誌 **67**:984, 1970 より)

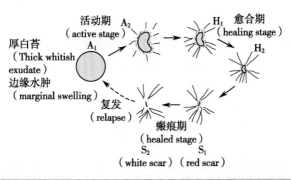

附图Ⅲ-9 溃疡的分期(崎田・大森・三轮)

Ⅳ 资料

今川　敦

1.《抗血栓药物服用者内镜诊疗指南》要点

a. 指南要点

- 本指南是日本消化内镜学会、日本循环学会(译者注：相当于中国的心血管学会)、日本神经学会、日本脑卒中学会及日本血栓止血学会,日本糖尿病学会共同编纂。

- 应该注意的是,持续使用抗血栓药不仅可以导致消化道出血,在停用抗血栓药后也可诱发血栓形成性疾病。

- 对于胃镜被检者是否为血栓栓塞的高危人群,可(参考附表Ⅳ-1)评估：①普通的消化道内镜(仅检查)；②经内镜行黏膜活检(活检)；③出血风险低的内镜(出血低风险)；④出血风险高的内镜(出血高风险)。这4项中第2、第3项可以作为一类处理,因此分为3项也可以(附表Ⅳ-2)。

- 抗血栓药分为抗血小板药(如阿司匹林、噻吩并吡啶衍生物及其他抗血小板药)和抗凝血药(华法林和达比加群等)。需要对单剂给药和联合用药分别进行讨论(附表Ⅳ-3、Ⅳ-4)。

b. 指南要点(摘自 *Gastroenterol Endoscopy* 54, 2012)

- 当消化内镜检查或治疗时,需要停用阿司匹林及其以外的任何其他抗血小板药、抗凝药时必须事先与原处方医师沟通,评估是否可以停药。原则上要对患者说明检查与治疗的必要性、有益性及出血的风险等。决定实行检查或治疗前一定要得到患者明确的同意（证据等级 Ⅵ，推荐度 B）。

附表Ⅳ-1　停药后血栓栓塞的高风险人群

- 抗血小板药相关
  - 冠状动脉支架置入后 2 个月
  - 冠状动脉药物溶栓性支架置入 12 个月
  - 脑血管重建术后 2 个月（颈动脉内膜剥离术，支架置入术）
  - 主干动脉 50% 以上狭窄导致脑梗死或短暂性脑缺血
  - 最近发生过缺血性脑卒中或短暂性脑缺血症状
  - 闭塞性动脉硬化 Fontaine 3 度以上（安静时疼痛）
  - 颈动脉超声检查头颈部磁共振血管成像提示有停药后高风险的病例
- 抗凝药相关 *
  - 有心源性脑栓塞既往病史
  - 心脏瓣膜病合并心房颤动
  - 无合并瓣膜病的心房颤动但有脑卒中高风险病例二尖瓣机械瓣膜置换术后
  - 机械瓣膜置换术后有血栓栓塞病史的
  - 人工瓣膜植入
  - 抗磷脂抗体综合征
  - 深部静脉血栓症，肺栓塞症

* 华法林等抗凝药治疗中因停药所致的血栓或栓塞疾病的风险各有不同，一旦发生，多数患者会陷入危重状态，因此抗凝治疗中的所有病例都可以视为高风险人群

（藤本一眞ほか：抗血栓薬服用者に対する消化器内視鏡診療ガイドライン. Gastroenterol Endosc 54：2073-2102, 2012 より転載）

- 普通的消化内镜检查时，没有必要停用阿司匹林及阿司匹林以外的抗血小板及抗凝的任何药物（证据等级 Ⅵ，推荐度 B）。
- 行内镜黏膜活检时，服用阿司匹林、阿司匹林以外的抗血小板药及抗凝药时，如为单药应用可以无需停药。服

附录

用华法林钙盐者确认 PT-INR 在正常的治疗范围内,可以活检。服用两种以上时药物时,必须慎重(证据等级 V,推荐度 C1)。

● 经内镜确认止血后可以重新开始服用抗血栓药(证据等级 V,推荐度 B)。

附表Ⅳ-2　消化道内镜出血风险的危险度

1. 普通消化道内镜
   ● 上消化道内镜(含经鼻内镜)
   ● 下消化道内镜
   ● 超声内镜
   ● 胶囊内镜
   ● 内镜下逆行性胰胆管造影
2. 内镜下黏膜活检(超声内镜引导下穿刺吸引术除外)
3. 出血风险低的消化道内镜
   ● 球囊扩张术
   ● 标记(夹子,高频电,墨汁注射等)
   ● 消化道,胰管,胆管支架留置(预切开除外)
   ● 内镜下十二指肠乳头球囊扩张术
4. 出血风险高的消化道内镜
   ● 内镜下息肉切除术
   ● 内镜下黏膜切除术
   ● 内镜下黏膜剥离术
   ● 内镜下十二指肠乳头括约肌切开术
   ● 内镜下十二指肠乳头切除术
   ● 超声内镜下穿刺吸引术
   ● 经皮内镜胃造瘘术
   ● 内镜食管胃静脉曲张治疗
   ● 内镜下消化道扩张术
   ● 内镜下黏膜烧灼术
   ● 其他

(藤本一眞ほか:抗血栓薬服用者に对する消化器内視鏡診療ガイドライン. Gastroenterol Endosc **54**:2073-2102, 2012 より転載)

Ⅳ

资料

附表Ⅳ-3　抗血小板药、抗凝药的暂停服用（单药服用时）

内镜检查 单药服用	观察	活检	出血低危险	出血高危险
阿司匹林	◎	○	○	○/停药3～5天
ADP受体阻滞剂	◎	○	○	ASA、CLZ替换成停药5～7天
除ADP受体阻滞剂以外的抗血小板药（氯吡格雷）	◎	○	○	停药1天
华法林	◎	○规定治疗量	○规定治疗量	肝素替代
达比加群	◎	○	○	肝素替代

◎：可以停药；○：不需停药；/：或；ASA：阿司匹林；CLZ：西洛他唑

（藤本一眞ほか：抗血栓薬服用者に対する消化器内視鏡診療ガイドライン. Gastroenterol Endosc **54**：2073-2102, 2012 より転載）

附表Ⅳ-4　抗血小板药、抗凝药的暂停服用（多药服用时）

	阿司匹林	ADP受体阻滞剂	ADP受体阻滞剂以外的抗血小板药	华法林
两药联合	○/CLZ替换	停药5～7天	—	
	○/CLZ替换	—	停药1天	
	○/CLZ替换	—	—	肝素替换
	—	ASA替换/CLZ替换	停药1天	
	—	ASA替换/CLZ替换	—	肝素替换
	—	—	CLZ替换/停药1天	肝素替换
三药联合	○/CLZ替换	停药5～7天	—	肝素替换
	○/CLZ替换	—	停药1天	肝素替换
	—	ASA替换/CLZ替换	停药1天	肝素替换

○：不需停药；/：或；ASA：阿司匹林；CLZ：西洛他唑

（藤本一眞ほか：抗血栓薬服用者に対する消化器内視鏡診療ガイドライン. Gastroenterol Endosc **54**：2073-2102, 2012 より転載）

附录

2.《镇静状态下内镜诊疗指南》要点

- 《内镜诊疗时镇静应用指南》是 2013 年 12 月制定完成，可以从日本消化器内镜学会的网页下载（http://www.jges.net/index.php/）、下载密码记录在日本消化器内镜学会杂志上。这里仅仅介绍其要点。

a. 指南制定的背景

- 到目前为止，日本国内内镜使用镇静方法没有统一的明确标准，使用药物不恰当，也达不到充分的镇静效果。没有标准的使用方法，而且任何镇静药物也都不适用于医疗保险。为了解决这些问题，循证医学（evidence based medicine，EBM）开始编写内镜中镇静法的应用指南。

b. 镇静以及镇静水平的定义

- **镇静的定义**：所谓镇静（sedation）是指给药后使被检者的意识处于低下水平。镇静不同于镇痛，镇痛是指正常意识下对痛觉的减轻。
- **镇静程度的定义**：日本没有独自的定义，只是引用美国麻醉学会的镇静和麻醉水平的定义（附表Ⅳ-5）。
- **镇静程度的简易判断法**：引用 Ramsay 评分来判断镇静麻醉的深度（附表Ⅳ-6）。
- Ramsay 评分在 3 或 4 时属于中等程度的镇静［清醒镇静，moderat sedation（conscious sedation）］。

IV

资料

附表 Ⅳ-5　美国麻醉学会镇静和麻醉水平的定义

	轻度镇静（消除恐惧感）	中等度镇静 /镇痛（清醒镇静）	深度镇静 /镇痛	全身麻醉
应答	正常回答问题	对于问题或触觉刺激能应答	对于反复疼痛刺激才能应答	对疼痛刺激无反应
呼吸道	正常	无需特殊处置	有必要时需有保护气道的操作	必须保护气道
自主呼吸	正常	适当维持	有障碍	消失
心血管机能	正常	通常能维持正常	通常能维持	障碍

(American Society of Anesthesiologists Task Force on Sedation and Analgesia by Non-Anesthesiologists：Anesthesiology **96**：1004, 2002 より)

附表 Ⅳ-6　Ramsay 评分

Ramsay 得分	应答状态
1	有恐惧感, 心慌, 不稳定
2	能合作, 安静平稳, 有判断力
3	仅对指令有应答
4	嗜睡, 轻叩两眉之间或对于强烈的声音刺激有反应
5	嗜睡, 轻叩两眉之间或对于强烈的声音刺激有反应, 但反应迟钝
6	对刺激无反应

(Ramsay MA：Br Med J **22**：656, 1974 より)

C. 指南要点（引自日本消化器内镜学会，2013年）

- 内镜诊疗时，医师应该对是否需要镇静作充分的评估，应在充分告知的基础上，听取患者的意愿并征得患者同意后方可实施。

- 内镜诊疗时，使用镇静，可以解除患者的不安情绪和痛苦，使患者容易接受，且能提高对诊疗的满意度（证据等级Ⅰ，推荐度B）。

- 从内镜医生的角度看，施行镇静法，可提高检查的完成率及治疗效果（证据等级Ⅰ，推荐度B）。

- 操作过程中要特别注意呼吸和循环系统的状态，人员的配备和心电监护缺一不可（证据等级Ⅳb，推荐度B）。

- 操作过程中要观察患者，监测意识水平及呼吸、循环的动态变化。内镜手术结束后，需继续观察到完全清醒为止（证据等级Ⅳb，推荐度B）。

- 苯二氮䓬类药在上消化道内镜检查时可以得到最恰当的镇静效果（证据等级Ⅰ，推荐度C1）。

- 急诊内镜时，从安全性及确切性考虑多采用镇静法检查，但一定要确保安全性，因此无论镇静与否均需应用仪器监测生命体征（证据等级Ⅱ，推荐度B）。

- 为高龄患者施行镇静时，可参考非高龄患者的用药量酌情给药。对高龄患者在术中或术后，比非高龄患者更应加强心电监护（证据等级Ⅰ，证据等级Ⅳb，推荐度C1）。

3. 三丰综合医院内镜学习的介绍(三丰式实习培训法:附图Ⅳ-1、附图Ⅳ-2)

- 低年资实习医生(第1~2年):设定具体的课题,明确目标。
- 在上消化道、下消化道内镜检查中作为操作者,在内镜治疗(胆道检查,ESD 等)中作为助手。
- 达成目标因人而异,一个目标达成后,再继续下一个目标。

◎ 对象:第1~2年开始的实习医生

☑ 对自己经管的患者,原则上应安排好时间来观摩实习。

☑ 在内科轮转过程中,每周至少1次上午或下午来观摩,参加学习讨论。

☑ 因处理住院或急诊患者**不能前来时**,必须**联系当天的负责人**。

第几周	内容	指导者
第1~2周	学习检查流程,对于流程的了解	第3~4年的内镜医生
第3~4周	了解术前处理及观摩实习 + 内镜清洗方法与观摩实习	责任护士,清洗人员
第5~6周	胃肠造影检查的观摩实习	放射科技师
第7~12周	做活检与喷洒靛胭脂的助手 了解照片的拍摄方法或(40张)照片 了解内镜所见的描述与书写(基本的记载方法) 应用模型练习内镜插入的操作方法	第3~4年的内镜医生或者是上级医师
第13周以后	对自己负责患者或镇静患者进行实际内镜插入的操作,及实际书写报告 了解诊断的方法和治疗方法	上级医师

※ 当有未完成的学习内容时,在没有得到指导医师的许可不能进行下阶段的学习

附图Ⅳ-1 上消化道内镜检查进修的半年目标(第1~24周)(对于检查的了解及对镇静患者的观察)

◎ 对象：实习第 2 年，同时选择了做消化道内科医生

☑ 对自己主管的患者，原则上应安排好时间来观摩实习。

☑ 在内科轮转过程中，每周最少 1 次上午或下午来观摩实习，参加研修。

☑ 因处理住院或急诊患者**不能前来时，必须联系当天的负责人。**

第几周	内容	指导者
第 1～2 周	活检以及色素喷洒，ESD，ERCP 等操作作为助手； 用上下消化道模型做练习操作	责任护士，清洗人员
第 3～4 周	自己负责的患者或镇静患者的内镜操作，观察用计时器记录时间，最多 8 分钟，记录所观察到的内容	上级医师
第 8 周以后	上级医师如果允许，可以插入大肠镜并观察，ERCP 的插入； 以 15 分钟为限； 以后根据自己的能力，可以独立进行检查（如有发现，报告并请教上级医师）	上级医师

※ 当有未完成的学习内容时，在没有得到指导医师的许可前不能进行下阶段的学习

附图Ⅳ-2　第 1～2 个月（4～8 周）的实习目标（镇静患者的插入和观察）

记录页

4. 推荐阅读的入门书籍

诊断篇

解读消化系统内镜观察法，堪称经典

1. 消化管内視鏡診断テキストⅠ食道・胃・十二指腸（第3版）
長廻　紘（編集），星原芳雄ほか（著），文光堂，東京，2008年

2. 消化管内視鏡診断テキストⅡ小腸・大腸（第3版）
長廻　紘（編集），田中信治（著），文光堂，東京，2005年

消化系统内镜的全部内容，通读一遍就能了解

3. カラー写真で必ずわかる！消化器内視鏡
―適切な検査・治療のための手技とコツ（ビジュアル基本手技3）
中島寛隆ほか（著），羊土社，東京，2010年

图像诊断的窍门，通俗易懂简单明了的解说（也推荐阅读第2卷以后的内容）

4. これで納得！画像で見ぬく消化器疾患 vol.1 上部消化管
渡辺　守（監修），藤城光弘（編集），医学出版，東京，2013年

在学术研讨会讨论过、有指导意义的图集

5. 上部消化管内視鏡スキルアップノート
TOKYO GASTROLOGY CLINICAL DIAGNOSIS CONFERENCE （編集），藤城光弘ほか（責任編集），中外医学社，東京，2012年

问答形式（Q&A）也能提高水平

6. 目指せ！内視鏡診断エキスパート
田尻久雄ほか（編集），南江堂，東京，2011年

通过对大量照片的解说，使普通光和特殊光的内镜成像一目了然

7. NBI 内視鏡アトラス
武藤　学ほか（編集），南江堂，東京，2011年

对于不但想掌握内镜知识而且想了解病理知识的医生，推荐你读
这本书！

8. 消化管癌カラーアトラス—内視鏡所見から病理診断へ迫る

田尻久雄ほか（編集），南江堂，東京，2013 年

治疗篇

用艺术的手法和全彩色图片讲解 EMR 和 ESD

9. イラストで見る食道・大腸 EMR と胃 ESD
—安全な内視鏡治療のコツ

上西紀夫（監修），松橋信行ほか（編集），メジカルビュー社，東京，
2012 年

对于各种前所未闻的内镜治疗疑问的彻底解说（也推荐读消化系
统内镜讲演全系列）

10. ひとりでも迷わない上部消化管 治療内視鏡の極意
—さあ，自信をもって始めてみましょう！（消化器内視鏡レクチャー 1
巻 4 号）

藤城光弘（特別編集），総合医学社，東京，2013 年

IV

资料

记录页

记录页

编后记

上消化道内镜检查结束时最不愿听患者说的一句话就是"今天的检查太痛苦了"。边阅读本书边接受培训的内镜医师们,我想你们可能都曾经听到过这样的话吧。

我从事上消化道内镜检查已经 20 多年,现在还会听到这样的声音。需要对病变做精细检查,要安装先端帽后进行放大内镜观察,还要进行色素喷洒、从病变的周围钳取组织活检等等,这些都会导致检查时间变长。与之前在医师介绍所接受的简易检查一比较,患者自然会有这样直接的感受。但是,被这样一说,才能让自己反省并研究如何能使检查更快捷、更精准、更舒适。正是不断寻求解决这些矛盾的方法,才能获得自身技术的提高。我期待以这样的心态学习本书并经过培训的内镜医师能早日听到患者说出"今天的检查是迄今为止最轻松的"。

山本赖正

这是一本可以放在白大褂口袋里的入门小册子。

希望即将踏入消化内镜检查大门的医生们能随时活学活用本书内容,开启内镜学习的大门,能够学习并掌握其中的基础知识。近年来消化内镜无论是诊断还是治疗方面都有了长足的进步。希望读者能通过本书的引导,激发出对内镜世界的极大的兴趣,并对各个不同亚专科文献和专著也产生兴趣。

在编写本书过程中，我重新阅读了20年前使用过的口袋小册子。当然其内容既有迄今未曾改变的基本知识，也有新进展的各种内容。更有意义的是当时我在书的留白处记下了自己所经历的病例及讨论要点，还有些来自其他相关书籍的摘引内容。回顾这些笔记内容，就又感受到自己一路走来的历程。

希望阅读本书的诸位，在从本书学习上消化道内镜的同时，也在空白之处，记下自己成长的轨迹。

小田一郎

本书是由藤城医生发起并策划，由同年代的人执笔、编写而成。这些人分别在地方医院、大学附属医院、癌症专科医院等不同医疗机构工作，但都是以消化内镜为中心工作且都有约20年临床内镜诊断和治疗经验的专业人员。这些人都有过面对各种问题和烦恼的实际经验。在知识与临床经验积累过程中，面对诸多问题与烦恼的我们，满头雾水。我们深感要解决这些问题，重要在于"内镜检查的教育"。

普通的内镜检查，是患者最早接受的医疗检查之一，与绝大部分的年轻医生将来选择的专业并无直接关系，只有抱有极大热情的医生会参与内镜诊疗。在我自身的经历中，与有强烈意愿的许多实习医师们在一起的每天都觉得很开心。而且在那个时代，我们也经常在想能否有些适合的内镜检查的入门书籍等问题。鉴于此，为了回应热心学习内镜的医生们，我们编写了这本易读易懂且大小重量都适合的入门口袋书籍。

年轻的医师在内镜检查中将本书带在身边，放在白大褂的口袋里，随时翻阅，能为内镜诊断和治疗手术技巧提供方便的参考，这就是我们编写此书的愿望。

今川 敦

索 引

英 文

acute gastric mucosal lesion
　（AGML）　159

argon plasma coagulation
　（APC）　151

auto fluorescence imaging
　（AFI）　7, 84

avascular area（AVA）　86

band limited light imaging　8

blue laser imaging（BLI）　8

brownish area　84

conscious sedation　57

dysplasia　104, 106

endoscopic injection
　sclerotherapy（EIS）　134

endoscopic mucosal resection
　（EMR）　138

endoscopic submucosal
　dissection（ESD）　136, 139

endoscopic ultrasound-guided
　fine needle aspiration
　（EUS-FNA）　98

endoscopic variceal ligation
　（EVL）　110, 133

esophagogastric junction
　（EGJ）　34

flexible spectral imaging color
　enhancement（FICE）　6, 84

gastric antral vascular ectasia
　（GAVE）　151

gastrointestinal stromal tumor
　（GIST）　96

Helicobacter pylori　102

intraepithelial papillary capillary
　loop（IPCL）　85

Introducer 法　147

i-scan　6

light blue crest（LBC）　90

microsurface pattern（MSP）　89

microvascular pattern（MVP）　89

moderate sedation　57

narrow band imaging
　（NBI）　6, 84, 88

over the wire（OTW）　142

percutaneous endoscopic
　　gastrostomy（PEG） 147
Pull 法 147
Push 法 147
Ramsay 评分 167
squamocolumnar junction
　　（SCJ） 34
through the scope（TTS） 142
VS classification 89

中　文

阿哌沙班 54
阿司匹林 53，163
凹陷性病变 98
Barrett 食管 34，104
Berrett 食管的内镜分型 157
贲门部 77
鼻腔麻醉法 66
表面微腺管形态（MSP） 89
丙泊酚 58
并发症 91
病理申请单 123
薄荷油制剂 56
肠梗阻 144
肠梗阻导管 144
常规白光观察法 71
超声内镜引导细针穿刺吸引组
　　织活检 98

穿刺部位的出血 148
穿孔 91，108
达比加群 54，163
大量出血 116
导管插入法 66
地西泮 57　114
靛胭脂喷洒 78
丁溴东莨菪碱（解痉灵） 56
定位活检 98
对比法 78
二甲硅油 55
Forrest 分型 137
反流性食管炎损伤的分型 157
方向钮的操作 41
粉红色征 81，103
服药手册 51
氟马西尼 114
氟硝西泮 57
复方碘溶液染色 81
高温高压蒸汽灭菌 25
光源装置 5
过敏性休克 116
黑色溃疡基底 137
华法林 53，163
患者知情同意书 51
活检 96，104
活检钳 16

活检钳口　11

J 型反转　45, 77

急性胃黏膜病变（AGML）　159

急诊内镜　108

检查前准备　54

进镜　62, 66

经鼻内镜　66

经口内镜　62

经内镜黏膜下层组织剥离术
　（ESD）　136, 139

经皮内镜胃造瘘术（PEG）　147

抗胆碱能药　55

抗凝血药　163

抗血栓药　52

抗血栓药服用者内镜诊疗
　指南　163

抗血小板药　163

口腔　32

溃疡　110

溃疡的分型　161

蓝色半导体激光成像（BLI）　8

梨状窝　72

利多卡因　55

利伐沙班　54

链霉蛋白酶　55, 79

硫代硫酸钠水溶液　83

隆起型病变　97

埋没综合征　148

咪达唑仑　57

迷走神经反射　116

灭菌　25

木村·竹本分型　160

内镜主机　4

内镜检查报告单　120

内镜检查开始之前需确认的
　项目　12

内镜检查申请单　118

内镜检查室　4

内镜检查的适应证　50

内镜禁忌证　50

内镜术前准备及用药　54

内镜图像　46

内镜下黏膜切除术（EMR）　138

内镜下曲张静脉套扎术
　（EVL）　110, 133

内镜下曲张静脉硬化术
　（EIS）　134

黏膜损伤　157

喷洒管　16

喷射性出血　137

喷雾法　66

器械　14, 25

前端帽　14

清醒镇静　57

球囊扩张术　141

区域控制光成像　8

曲张静脉外注射法　135

噻吩并吡啶衍生物　53，163

上消化道内镜模型　48

上消化道内镜治疗　133

渗出性出血　137

声门部　72

十二指肠　36，72

十二指肠的活检　104

食管　33，72

食管癌、胃癌的病理分型　154

食管癌、胃癌黏膜浸润深度
　　分型　155

食管和胃静脉曲张内镜所见的
　　记录标准　158

食管静脉曲张　110

食管静脉曲张的治疗　133

食管黏膜乳头内毛细血管袢
　　（IPCL）　85

食管 - 胃结合部（EGJ）　34，
　　72，92

食管胃静脉曲张的分型　158

数字成像（FICE）　6

顺次式方式　5

送气　10

送水　11

探条扩张术　141

碳酸氢钠　55

图像强化观察　84

U 型反转　45，77

Valsalva 法　70

Vienna 分型　106

微血管形态（MVP）　89

胃　34，72

胃的横断面分区　35

胃的活检　96

胃的三部分分区　35

胃底部　77

胃窦部　73

胃窦部血管扩张症
　　（GAVE）　151

胃活检组织诊断的分型　97

胃角部　77

胃十二指肠溃疡的分型　161

胃十二指肠溃疡止血术　136

胃食管反流病（GERD）的内镜
　　分型　157

胃体部　77

胃图像强化观察　88

胃炎的分型　159

误穿刺到结肠　148

误吞异物　108

西洛他唑　53

吸引　10

息肉切除术　138

消毒　25

索引

消化道上皮来源肿瘤　106
新悉尼分型　159
信息处理器　4
旋转夹子装置　18
血栓栓塞　163
牙垫　14
氩离子束凝固术　151
咽部　32, 71
咽部血肿　93
胰高血糖素　56
异物取出术　149
抑制蠕动　56

幽门　73
右美托咪定　58
预防感染　50
Zenker 憩室　92
窄带光成像（NBI）　6, 84, 88
镇静　57, 114, 167
镇静状态下内镜诊疗
　指南　167
支架置入术　141, 142
注射针　17
抓取钳　18
自发荧光成像（AFI）　7, 84

55检